消化内科疾病
规范化诊疗

主编 刘 丽 魏慧慧 牟 倩 李小光

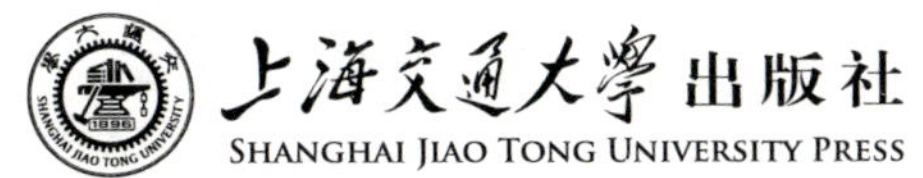

内容提要

本书的内容以影响我国人民健康较为严重的消化内科常见病、多发病为重点。在内容编写上，先介绍了消化系统的形态与结构；后从病因、临床表现、检查、诊断、鉴别诊断及治疗等方面论述了消化内科常见病及多发病。本书可作为全国各级医院内科医师提高内科临床实践和理论水平的参考书。

图书在版编目（CIP）数据

消化内科疾病规范化诊疗 / 刘丽等主编. --上海 ：上海交通大学出版社，2024.6

ISBN 978-7-313-30866-5

Ⅰ. ①消… Ⅱ. ①刘… Ⅲ. ①消化系统疾病－诊疗 Ⅳ. ①R57

中国国家版本馆CIP数据核字（2024）第108750号

消化内科疾病规范化诊疗

XIAOHUA NEIKE JIBING GUIFANHUA ZHENLIAO

主　　编：刘　丽　魏慧慧　牟　倩　李小光

出版发行：上海交通大学出版社　　地　　址：上海市番禺路951号

邮政编码：200030　　电　　话：021-64071208

印　　制：广东虎彩云印刷有限公司

开　　本：710mm × 1000mm 1/16　　经　　销：全国新华书店

字　　数：209千字　　印　　张：12

版　　次：2024年6月第1版　　插　　页：2

书　　号：ISBN 978-7-313-30866-5　　印　　次：2024年6月第1次印刷

定　　价：198.00元

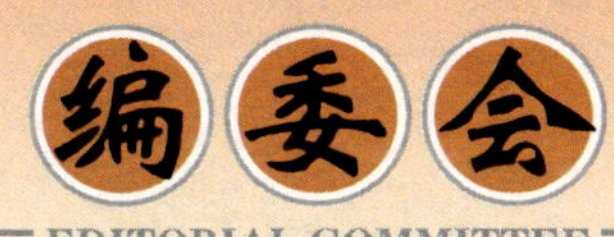

主　编

刘　丽　魏慧慧　牟　倩　李小光

副主编

刘尚辉　乌　兰　李媛媛　杨　健

编　委（按姓氏笔画排序）

王建新（河南省沁阳市人民医院）

乌　兰（内蒙古锡林郭勒盟中心医院）

朱　珊（山东省单县海吉亚医院）

刘　丽（山东省济南市第五人民医院）

刘　通（河南省西平县中医院）

刘尚辉（山东省招远市妇幼保健服务中心）

牟　倩（山东省德州市中医院）

李小光（山东省汶上县人民医院）

李媛媛（山东省邹平市长山中心卫生院）

杨　健（山东省淄博市中心医院）

杨冬玉（解放军第960医院）

钱冲香（云南省滇南中心医院/红河州第一人民医院）

魏慧慧（山东省金乡县人民医院）

前言

随着社会经济与科学技术的飞速发展，消化内科学在理论及临床诊断等方面都得到了日新月异的发展。与此同时，人们对于健康的需求逐渐增加，这就要求临床医师不仅要熟悉消化内科每种疾病的发病原因、理解其复杂的病理过程，而且要具备全面的医疗理论知识、熟练的技术操作能力、丰富的临床实践经验，以及要学习不断更新的知识和技术、提高临床诊疗水平，才能胜任临床工作。鉴于以上情况，更加需要临床医师根据不同患者的具体情况，选择合适的个体化诊疗方案。为帮助广大临床医师进一步掌握消化内科的理论知识、规范疾病诊疗流程，我们组织相关消化内科专家在参考国内外有关书籍和论文的基础上，深入思索并加以汇总、提炼，共同编写了《消化内科疾病规范化诊疗》一书。

本书的内容以影响我国人民健康较为严重的消化内科常见病、多发病为重点。在内容编写上，先介绍了消化系统的形态与结构；后从病因、临床表现、检查、诊断、鉴别诊断及治疗等方面论述了消化内科常见病及多发病。

本书定义准确、概念清楚、结构严谨、层次分明、重点突出、逻辑性强。在诊疗方案中，应用循证医学的观点，融入有证据的、国际公认的临床诊疗指南、决策分析方面的内容。在言而有据的前提下，尽可能反映所涉及领域的最新成果，对临床消化内科常见病、多发病的诊断和治疗具有指导意义。本书可作为全国各级医院内科医师提高内科临床实践和理论水平的参考书，也适合各级专科医师诊治非本专科疾病时参考。

本书的参编人数较多，且编者写作方式和文笔风格不一，又加上时间仓促和知识水平有限，书中难免存在疏漏和不足之处，望广大读者提出宝贵意见和建议。

《消化内科疾病规范化诊疗》编委会

2023 年 8 月

目录

第一章

消化系统的形态与结构

第一节　食　　管

一、食管的形态和位置

食管是前后扁窄的长管状器官，它是消化管道最狭窄的部分，其长度因年龄及体位的变化而不同。食管上端凭借括约肌装置上接咽，平对第 6 颈椎下缘，起于环状软骨，沿颈椎前方下行，经胸廓上口入胸腔，向下经上纵隔、后纵隔通过膈的食管裂孔，约在第 11 胸椎水平，止于胃的贲门。

人的食管从门齿或鼻孔开始计算，长 36～50 cm，平均长 40 cm。但随着个体胸部的长度不同而有差别。食管分为颈部食管、胸部食管和腹部食管。

(一)颈部食管

颈部食管长约 5 cm，是指食管起始端至胸骨的颈静脉切迹平面间的一段。食管起始部距离门齿约15 cm。它的前方凭借结缔组织与气管后壁相连；后方凭借椎前筋膜与脊柱相隔。其上端两侧与甲状腺的侧叶及甲状旁腺相邻；下端两侧与颈动脉鞘相邻。在食管与气管之间两侧的沟内，分别有左、右喉返神经经过。

(二)胸部食管

胸部食管长 18～20 cm，上接颈静脉切迹平面的食管，下止于膈肌的食管裂孔。食管向下行经胸主动脉右前方，该处在 X 线片上有明显的主动脉弓压迹，食管继续向下，紧接着与气管分叉和左支气管相遇。在 X 线片上见此处食管形成支气管压迹，再向下则沿左心房后方，心包的背侧下行，此段食管稍凸向正中线右侧。除在第 4 胸椎水平面一段外，食管两侧由纵隔胸膜覆盖。在右肺根处，奇静脉经食管前上方汇入上腔静脉。胸段食管的下段，膈肌为底，两侧分别为前方的心包和后方的降主动脉—— 食管下三角区，具有较重要的解剖价值。

（三）腹部食管

从食管裂孔至贲门是食管最短的一段，长 2～3 cm，形成食管胃接合部。从食管腔外观察，无明确的食管胃接合部标志。但从胃镜观察，食管下段黏膜呈白色，胃黏膜呈红色，标志从复层鳞状上皮变为单层柱状上皮。前方和右侧邻肝的左叶后缘，左侧有时可以与脾接触。

二、食管的组织结构

（一）食管的构成

1.食管黏膜

食管黏膜在食管镜下呈淡黄色，平滑，并有 7～10 条纵向皱襞，有利于食物下滑。光镜下见食管黏膜由上皮层、基膜层、固有膜层和肌层构成。

（1）上皮层：为复层鳞状上皮，在食管胃接合部上方 1～2 cm 变为柱状上皮，连接胃黏膜，位于最内层。

（2）基膜层：为一透明的网状纤维膜，位于上皮层与固有膜层之间。

（3）固有膜层：富含血管、淋巴管、神经、腺体，由致密结缔组织构成。

（4）肌层：位于固有膜深面，由平滑肌构成，主要功能是帮助血液循环及腺体分泌。

2.黏膜下层

黏膜下层由疏松结缔组织构成，含食管主要的血管、淋巴管、神经丛，位于黏膜肌层与肌层之间。

3.肌层

肌层由内环肌、外纵肌两层肌肉组成。横纹肌与平滑肌交替，食管上段以横纹肌为主，下段以平滑肌为主。至食管下段 1/3 处两层肌肉均为平滑肌。食管镜显示食管胃接合部食管腔呈闭合状态，即所称食管下括约肌。

4.外膜

外膜富含血管、淋巴管和神经的疏松结缔组织。

（二）食管的生理性狭窄

食管正常有 3 个狭窄。第 1 个狭窄位于咽与食管的交接处，即食管的起始部，由环咽肌和环状软骨围成。第 2 个狭窄在胸段食管入口以下，约平第 4 胸椎下缘，由主动脉弓从食管左壁越过和左主支气管从食管前方越过而形成。有学者将其分成主动脉弓及左主支气管 2 处食管狭窄，但临床价值不大。第 3 处狭窄位于食管裂孔处，距门齿约 40 cm，受食管下括约肌的作用而形成。3 个狭窄处易滞留异物，尤以第 2～3 狭窄处为食管疾病的多发部位，如瘢痕、挛缩和憩室等。

三、食管的动脉

食管是前后扁窄的长管状器官，经颈、胸、腹，各段有不同的血液来源。在食管外膜及黏膜下具有广泛的吻合。

(一)颈部食管的动脉

此动脉多由锁骨下动脉发出的甲状腺动脉的食管支供应，为 2～8 支。右侧甲状腺动脉升支通常有一个重要的气管食管支，与喉返神经伴行，供应气管及食管。

(二)胸部食管的动脉

此动脉主要来自主动脉弓、胸主动脉和肋间动脉。其中胸部上段(胸骨角平面以上)动脉主要来自支气管动脉。靠近支气管分叉处食管的血液供应最丰富。胸部下段(胸骨角平面以下)动脉主要来自胸主动脉，手术中注意结扎主动脉食管支。

(三)腹部食管的动脉

其主要由腹腔动脉发出的胃左动脉的食管支供应。这些动脉分别沿食管的右前外侧和背侧行走，分支入食管壁。它向上穿入食管裂孔与胸主动脉起始的最下两条食管动脉的分支吻合。除上述动脉外，腹部食管还可以由腹主动脉、脾动脉、腹腔动脉等发出的食管支供应。

(四)食管动脉与手术的关系

(1)食管的动脉进入食管壁后，呈 T 形分布，形成纵向的吻合，在肌层及黏膜下层形成广泛的壁内吻合，因此有很好的血运。

(2)胸部下段动脉主要来自胸主动脉，压力较大，手术中注意结扎主动脉食管支，以免术后出血。

四、食管的静脉

通常食管的静脉与动脉伴行，回流的毛细血管的血液注入黏膜层的静脉网，黏膜层的静脉网位于固有层内，黏膜肌与环形肌之间，由 10～15 条纵行的静脉组成。这些静脉均匀地围绕食管而分布，纵行静脉间有很多横向吻合支相连于胸部。食管的下端，静脉数目增多，但其直径减小，至贲门部，这些静脉显著弯曲，并与胃的黏膜下静脉相通。食管壁内的静脉均经穿静脉向外流向食管外周的静脉，而后伴随迷走神经而行。颈部食管周围的静脉则流入甲状腺下静脉、甲状腺下极静脉丛、椎静脉、颈深静脉及气管周围静脉丛。在胸部食管周围的静脉向左流入半奇静脉，在奇静脉弓水平以上的食管静脉向左流入上位的肋间静脉，胸部食管周围右侧的静脉入奇静脉。它在右肺根的上方注入上腔静脉。奇静脉邻近肺门，容易受到中段食管肿瘤的侵犯，手术中钝性剥离时，应高度警惕奇静脉的损伤。胸部食管的下部和食管腹部的静脉向下流入胃冠状静脉。当有门静脉高压症时，食管下段静脉曲张，此种食管静脉曲张易破裂，从而造成致命性的出血。

五、食管的淋巴

食管黏膜层、黏膜下层和外膜内的淋巴毛细管交汇成网。黏膜层的淋巴毛细管网位于黏膜固有层内，较稠密。黏膜下层的淋巴液主要在淋巴丛内沿食管纵轴流动。在做活体染料灌注时，淋巴管呈纵行方向扩散至 1～5 cm；但在环周方向上的伸展则不到 1 cm，纵行较横行扩散距离高6 倍。故在发现食管癌症状时，肿瘤常常已沿管壁纵轴扩散一定距离。食管癌在横向无扩展，因此早期癌多无管腔闭塞现象。一般食管上 2/3 的淋巴多数流向颅侧；下 1/3 的淋巴则流向尾侧。临床胸段食管区分为 3 站淋巴结，1～2 站属于局部淋巴结，1 站为食管旁及贲门旁；2 站为食管周围、气管旁、气管支气管、胃左动脉旁、胃小弯等；3 站属于远处淋巴结，有颈部、肺门、胃大弯、脾门等淋巴结。

食管的肌层内淋巴管较少，外膜内淋巴管主要是纵行分布，但不像黏膜下层的淋巴丛排列规律。食管颈部的局部淋巴结管靠咽部的淋巴管入咽后淋巴结。主动脉以上的食管，其靠上端的淋巴管流入颈深淋巴结群。该群淋巴结位于颈内静脉两侧，其输出管汇入颈淋巴干。左侧者流入胸导管；右侧者流入右淋巴导管。上述两群淋巴结的输出管入支气管纵隔干，并分别注入左侧的胸导管和右侧的右淋巴导管。支气管纵隔干有与胸廓内淋巴管链和颈深淋巴链相吻合者。肺门后方食管的淋巴管注入后纵隔淋巴结。该结位于食管与胸主动脉间，它们的输出管主要流入气管淋巴结和支气管淋巴结。在食管、胸主动脉背侧和膈的上方有膈淋巴结；在膈下方和贲门所形成的角内有一两个淋巴结，它们的输出管流入气管淋巴结和气管支气管下淋巴结。贲门周围淋巴结属于胃上淋巴结的一部分，它们的输出管主要注入腹腔淋巴结和胃胰淋巴结。贲门部的淋巴管可上升经食管裂孔与胸部食管的局部淋巴结相连。食管的淋巴管的引流是不受食管分布限制的，可以呈现跳跃式的转移，距其较远部位的淋巴结可以受累。食管的淋巴管有不经局部淋巴结而直接入胸导管者。因此，发现和诊治早期食管病变是十分重要的。人超过 40 岁以后，淋巴管壁就会出现退行性变化；高龄者，该管变薄、变硬，脆性增大，外伤或淋巴压力增高时，易致胸导管破裂。胸导管在第4～6 胸椎间的一段有 1～3 个瓣膜，但也有超过 10 个瓣膜者。胸导管主要是从肠干输送乳糜池的脂肪进入血液循环。人体摄入的 60%～70%的脂肪是经胸导管运入血液循环的，同时胸导管也是运送血管外血浆蛋白及储于肝脏的蛋白质回流的主要路径。胸导管破裂则形成乳糜胸，故在施行食管手术时，应避免胸导管的损伤。胸导管末端注入左侧静脉角者居多，占 87%，注入左颈内静脉者次之，再次为注入左锁骨下静脉注入左头臂(无名)静脉者，偶尔也可注入右侧静脉角。

六、食管的神经

食管由躯体传出、内脏传出和内脏传入的神经分布，主要受交感神经及迷走神经支配，并形成广泛的食管神经丛。

(一)交感神经

胸、颈部脊柱前外侧纵行伸长的交感神经干。它们在交感干内上升或下降一定距离，交感干内神经节中的神经细胞构成突触。交感干内的细胞发出节后纤维，它们离开交感神经干，通常左侧有 3 支食管支，右侧有 4 支食管支。分布至胃食管的括约肌和胃近端的交感神经来自腹腔神经节的节后纤维。

(二)副交感神经

副交感神经起于延髓内迷走神经背运动核，其纤维出延髓形成迷走神经。该神经自颅后窝的颈静脉孔出颅，支配食管内平滑肌的运动。支配咽和食管内横纹肌的躯体传出神经是从延髓内疑核发出。其纤维分别入舌咽和迷走神经内，分别支配咽肌和食管的横纹肌。

(三)迷走神经

迷走神经还接受来自交感神经的纤维。迷走神经在颈部被颈血管鞘包围。它位于颈总动脉和颈内静脉之间的后方。右侧迷走神经又分为交感神经和副交感神经，穿出颈血管鞘进入胸部，在后纵隔内下降，越过肺门偏向内侧，左侧离颈血管鞘经主动脉弓前，先在左头臂(无名)静脉之后，至主动脉弓下缘处，迷走神经主要在胸主动脉和左肺动脉之间，继而至左支气管之后，再分支达食管。右迷走神经的数个食管支，互相交织在食管周围形成食管丛。该食管在食管裂孔的上方，再次形成迷走神经前、后干。食管上 1/3 迷走神经分布颇少，而以食管的中 1/3 最丰富。在食管裂孔上方前干清楚可见，后干通常仅有很细的神经束。迷走神经前、后干均穿膈的食管裂孔入腹腔。颈部食管的横纹肌由迷走神经发出的喉返神经支配。右喉返神经发出点较高，从锁骨下动脉之前方，绕其下缘，再从后方上升。左喉返神经发出点较低，在动脉韧带的左侧，从主动脉弓前方，绕其下缘，再由后方上升。左右喉返神经均经气管、食管间的沟内上升。其分支支配食管肌的运动和调节腺体的分泌。迷走神经在肺门处发出分支入肺丛。迷走神经至腹腔内分出胃前支、胃后支、腹腔支和肝支。

迷走神经损伤根据部位的不同，在临床上有不同的表现。一般来说，迷走神经损伤会出现心悸、恶心、呕吐和呼吸深而慢等症状。如损伤部位较高，还会有咽喉感觉障碍、咽喉声音嘶哑、语言困难、呛咳和吞咽障碍等。如果手术中损伤一侧喉返神经，不仅声带功能受影响，吞咽功能也会受影响，容易导致吸入性肺炎。双侧喉返神经损伤可因声门闭合窒息，而导致患者失语，顽固性肺炎，甚至死亡。因此，在做手术时要十分仔细，勿损害喉返神经。

第二节 胃

胃是食管末端和十二指肠壶腹之间的膨大部分，约 4/5 在中线的左侧，1/5 在中线的右侧。胃有两个开口，其上端与腹段食管相连处称为贲门，贲门相当于第 11 胸椎的高度。胃的下端与十二指肠相连的部分称为幽门，幽门位于第 1 腰椎下端右侧距中线 2 cm 处，其标志为幽门前静脉。胃上缘的凹面称为胃小弯，胃下缘的凸面称为胃大弯。胃小弯近幽门处有一角切迹，称为幽门切迹，根据胃角切迹可将胃分为 3 个部分：①胃底部，位于贲门左侧，高于贲门水平以上部分，是胃的最上部分；②胃体部，胃底与角切迹之间的部分，所占面积最大；③幽门部，角切迹以下部分，胃大弯侧的中间沟分为幽门窦和幽门管 2 个部分。

胃前壁右侧半包括胃小弯被左半肝覆盖，胃前壁左侧半的上部被横膈覆盖。胃底位于左侧膈穹。左侧半的下部直接与腹前壁接触，称为游离面。胃后壁是小网膜囊前壁的一部分，膈腹膜与胰、左肾上腺、脾、横结肠及其系膜和膈脚等相毗邻，所谓胃床即指上述器官。胃后壁与胰腺关系密切，故胃后壁溃疡易与胰腺粘连，有时穿孔入胰腺称为穿通性溃疡。

一、胃的韧带和皱襞

肝门与十二指肠上部及胃小弯之间有肝十二指肠韧带和肝胃韧带，内有肝蒂、胃右动脉、胃左动脉转弯后的一段及其胃壁支，还有胃膈韧带与膈肌相连，内部常有胃后动脉、静脉通过。肝胃韧带的后方胃小弯较高处的后胃胰襞，内有胃左动脉、静脉及迷走神经后干的腹腔支。胃窦部的后壁与胰头、颈部相连的后腹膜皱襞，称为胃胰韧带。胃大弯与横结肠之间有胃结肠韧带，即大网膜。它有前两层和后两层，两者之间为小网膜囊。在大网膜前两层之间有胃网膜左、右血管。胃大弯上部与脾之间有胃脾韧带，内有胃短血管。

二、胃的血管

胃的血运极为丰富，血供来自胃左、右动脉和胃短动脉等，它们之间有丰富的吻合支，形成立体网状动脉结构。此外，左膈下动脉分为小支至胃底，供应胃底部的内侧壁。60％～80％的胃标本中可发现来自脾动脉的胃后动脉，供应胃小弯侧的胃体后壁上部。

(一)胃的动脉

胃左动脉一般起自腹腔干，但有少数(2.5％～15％)起自腹主动脉。胃左动脉发出后，向左上方行于胃胰皱襞内，至贲门稍下方发出食管支并弯向右下方靠近胃小弯，在肝胃韧带两层浆膜之间下行，从左至右沿途发出胃前、后壁各4～6条胃壁支。其终末支与胃右动脉相吻合，形成胃小弯动脉弓。文献报道有5％～15％的胃左动脉自副肝左动脉发出，分布至肝左外叶等处。据统计，约有1/4的标本胃右动脉分为前、后2支，由此两支动脉发出胃窦部前后壁支。

胃右动脉起自肝固有动脉，亦有起自肝总、肝左或肝右动脉等处。胃右动脉的胃壁支的数目、粗细及分布范围等均小于胃左动脉。

胃网膜右动脉是胃十二指肠动脉的主要终末支。在大网膜前叶两层腹膜间沿胃大弯左行，沿途发出多数分支至胃前壁、胃后壁和大网膜，其终末支多与胃网膜左动脉相吻合，形成胃大弯动脉弓。胃网膜右动脉分布范围，一般超过胃体部大弯侧右侧半。

胃网膜左动脉是脾动脉或脾动脉下级支的分支。此动脉先在胃脾韧带内，后在大网膜前后两层之间，由左向右沿胃大弯行走，沿途发出多数胃前壁支、胃后壁支，其终末支与胃网膜右动脉相吻合。此动脉一般较短，分布范围也小，常限于胃体部大弯侧的左下部。

胃网膜左、右动脉向胃壁发出多数小支，每支距离一般在 1.5 cm 左右，但在两动脉的终末支吻合处附近，不仅各小支的距离增大，而且各小支逐渐细小，并呈交叉方向分布于胃壁上。这种解剖标志相当于胃大弯的中点，可作为胃适量切除的参考。

胃短动脉起自脾动脉主干或其分支，少数起自胃网膜左动脉。一般有 4～6 支，经胃脾韧带分布于胃底外侧部，胃底内侧部由左膈下动脉的胃底支供应。

(二)胃的静脉

胃的静脉基本与同名动脉伴行，均注入门静脉系统。其中临床意义较大者有胃左静脉和胃后静脉。胃左静脉一般由胃角切迹附近开始，收纳胃壁小静脉支，逐渐向贲门方向汇合，形成1 条或 2 条胃支。在贲门下方 2～3 cm 处弯向右下方并有食管支汇入形成胃左静脉干，最后多汇入门静脉，其余依次汇入脾静脉或门、脾静脉交角处。胃左静脉位于胃肠壁内，此为胃左静脉的外科标志。施行门、奇静脉断流手术时，如仅结扎胃壁支而未结扎食管支，则食管支的血流量和压力反而相对增加，术后可能更易再出血。

胃后静脉引流区为靠近贲门和胃小弯侧的胃底及胃体后壁的上部。胃后静脉由胃底后壁经胃膈韧带和网膜囊后壁腹膜后方汇入脾静脉，是门静脉系统的属支。门静脉高压症时，胃后静脉可受累扩张，是导致食管胃底静脉曲张及出血的重要血管之一，因此在施行门、奇静脉断流手术时，应将此静脉包括在内并以结扎。

三、胃的神经

分布于胃的神经有交感神经、副交感神经和内脏感觉神经。

(一)胃的交感神经

胃的交感神经主要来自腹腔神经丛的节后纤维，其神经纤维缠绕于腹腔干分支的表面至胃壁；部分交感神经纤维来自肝丛，经肝胃韧带分布于胃小弯。其功能是抑制胃运动，减少胃液分泌。

(二)胃的副交感神经

1.胃迷走神经前干

左迷走神经在食管下端形成迷走神经前干，经膈食管裂孔进入腹腔，行于腹段食管前壁肌层与腹膜之间。从左上向右下走行，约于贲门水平分为肝支和胃前支。胃前支紧贴胃小弯走行，在肝胃韧带内距胃小弯缘 0.5～1.0 cm 与胃左动脉伴行，沿途发出 4～6 条胃前壁支，下行至胃角切迹处（个别者在切迹上方 2.5 cm处），则延续为前鸦爪形分支。此支又分为三四支至幽门管前壁，控制幽门部的排空功能。

2.胃迷走神经后干

右迷走神经在食管下端形成迷走神经后干，一般粗于前干；走行于腹段食管右后壁肌层外层的疏松组织中，较易分离和寻找。在贲门稍下方分为腹腔支和胃后支，胃后支多紧贴胃小弯走行，其次是在肝胃韧带内距胃小弯缘 0.5～1.0 cm，少数位于距胃小弯缘 0.5 cm 的胃后壁上。约有 38% 胃后支缺如，此时的胃后壁支与鸦爪形分支均由腹腔神经丛腹腔支发出。胃后支发出胃后壁支两三条后，在胃角切迹附近仍延续为后鸦爪形分支，控制幽门部的排空功能。

另外，前干在分为肝支及胃前支以前，常有一两支自神经干发出至胃的贲门部。在约 1/4 标本中可发现，后干在分为腹腔支及胃后支以前，发出一两细支至胃的贲门部。在行胃迷走神经切断术时，此 2 支被忽略则可造成手术不彻底。

（三）胃的内脏感觉神经

胃的感觉神经纤维分别随交感、副交感神经进入脊髓和延髓。胃的痛觉冲动主要随交感神经通过腹腔丛、交感干传入脊髓 $T_{6\sim10}$ 节段。胃手术时，封闭腹腔丛可阻滞痛觉的传入。胃的膨胀感和饥饿感冲动则经迷走神经传入延髓，胃手术时应避免过度牵拉或强烈刺激迷走神经。

四、胃的淋巴结

胃黏膜的淋巴液引流至黏膜下层，再穿过肌层、浆膜层，经淋巴管汇流至胃周围淋巴结。一般分为4 组：①胃上淋巴结，沿胃左、右动脉排列，收纳胃小弯部淋巴液；②胃下淋巴结，沿胃网膜左、右动脉排列，收纳胃大弯侧下半部及大网膜淋巴液；③幽门淋巴结，其中幽门上淋巴结与胃右动脉相关，幽门下淋巴结与胃网膜右动脉相关，收纳幽门部、十二指肠前段及胰头等处的淋巴液；④胰脾淋巴结，沿脾动脉排列，收纳胃大弯上部的淋巴液。来自以上 4 组的淋巴液均注入腹腔淋巴结，经此入乳糜池，再经胸导管入左颈静脉，因此胃癌淋巴结转移可触及左锁骨上窝肿大的淋巴结。

第三节　十 二 指 肠

一、十二指肠的解剖

(一)位置与形态

十二指肠是小肠的首段，因其长度相当于人的 12 个手指并列的距离而得名。成年人的十二指肠全长 20～25 cm。其起始端与胃幽门相接，末端至十二指肠空肠曲处续于空肠。全段肠管呈 C 形弯曲包绕胰头。按其行走方向可分为 4 个部分。

1.上部

上部是十二指肠的首段，起自胃的幽门，水平向右后方延伸至肝门下方，十二指肠于胆囊颈附近急转向下形成十二指肠上曲，接续降部，长 4～5 cm，位于 T_{12} 与 L_1 交界处。上部近侧段黏膜平坦，无皱襞，钡剂 X 线下呈三角形阴影，称为十二指肠壶腹，是溃疡穿孔的易发部位。

2.降部

降部始于十二指肠上曲，沿 $L_{1\sim3}$ 椎体和下腔静脉的右侧下降，至 L_3 椎体的下缘处折向左，形成十二指肠下曲，续于水平部，长 7～8 cm。降部为腹膜外位，固定于腹后壁。降部中段前方有横结肠系膜根跨过，将其分为上、下两段，分别与肝右前叶和小肠袢相邻；后方与右肾门及右输尿管起始部相邻，外侧邻结肠右曲，内侧邻胰腺头部及胆总管的胰腺段。降部后内侧壁中、下1/3交界处的黏膜皱襞上有十二指肠大乳头，为肝胰壶腹的开口，距幽门约 8 cm；其左上方 1 cm 处常可见十二指肠小乳头，为副胰管开口处。

3.横部

此为十二指肠的第 3 部，也称为水平部，长 10～12 cm，自十二指肠下曲向左，横过第 3 腰椎前方至其左侧，移行为升部。此部也为腹膜外位。水平部的上方与胰头和胰十二指肠下的血管相邻；前方覆有腹膜，与小肠袢相邻；左侧为小肠系膜根和其中的肠系膜上血管跨过；后方与右输尿管、右睾丸(卵巢)血管、下腔静脉、腹主动脉和脊柱相邻。水平部介于肠系膜上动脉与腹主动脉的夹角中，若肠系膜上动脉起点过低，此角可能过小，导致肠系膜上动脉压迫综合征。

4.升部

升部为十二指肠第 4 部，由水平部向左上斜升，至 L_2 左侧折向前下，形成十二指肠空肠曲，续于空肠，长2～3 cm。十二指肠空肠曲被一束由平滑肌与结缔组织共同构成的十二指肠提肌固定在右膈脚上，临床上称为曲氏韧带，有上提和固定十二指肠空肠曲的作用。

(二)血管

十二指肠的动脉来自胰十二指肠上、下动脉(发自肠系膜上动脉)，分别发出前、后支，在胰头与十二指肠降部的前、后面形成胰十二指肠动脉弓，发出分支供应十二指肠上部、降部和水平部。另外，胃十二指肠动脉发出的十二指肠上动脉和十二指肠后动脉，以及胃网膜右动脉发出的小支也分布于十二指肠上部；与动脉伴行的静脉，除胰十二指肠上后静脉接汇入门静脉外，其他静脉均先汇入肠系膜上静脉再汇入门静脉。

(三)神经支配

来自腹腔丛和肠系膜上丛。其中交感神经，抑制肠管蠕动，减少腺体分泌，促进血管收缩；副交感神经(迷走神经)促进蠕动和腺体分泌。

(四)淋巴引流

十二指肠前壁和后壁的淋巴管在壁内相互通畅吻合，前淋巴管向上输入降部与胰头之间前面的胰十二指肠前淋巴结，其输出管经幽门下淋巴结，最后回流入腹腔淋巴结。后淋巴管经胰头后方淋巴管可流到肠系膜上淋巴结。上部的部分淋巴管可直接输入幽门下淋巴结、肝淋巴结。水平部和升部的部分淋巴管直接输入大肠系膜上淋巴结。

二、十二指肠的组织构造

十二指肠为小肠的起始部，具有小肠的基本形态结构特点。由内至外可将十二指肠分为黏膜、黏膜下层、肌层和外膜 4 层。

(一)黏膜

十二指肠黏膜自距幽门 5 cm 处开始形成环行皱襞。黏膜表面有许多细小的肠绒毛，是由上皮和固有层向肠腔突起形成的，长 0.5～1.5 mm，形态不一，呈叶状，绒毛与小肠其他部分相比更发达。环行皱襞和绒毛使肠腔表面积扩大20～30 倍。十二指肠黏膜上皮为单层柱状上皮。其中绒毛部上皮由吸收细胞、杯状细胞、内分泌细胞和少量的帕内特细胞、未分化细胞组成。

1.吸收细胞

吸收细胞为黏膜上皮内最多的细胞，呈高柱状，椭圆形，位于细胞基部。绒毛表面的吸收细胞游离面在光镜下可见明显的纹状缘，电镜下它是由密集而规则排列的微绒毛构成。每个吸收细胞约有微绒毛 1 000 根，每根长 1～1.4 μm，粗约 80 nm，使细胞游离面积扩大约 20 倍。小肠腺的吸收细胞微绒毛较少且短，故纹状缘薄。微绒毛表面尚有一层厚 0.1～0.5 μm 的细胞衣，它是吸收细胞产生的糖蛋白，内有参与消化吸收的重要部位。微绒毛内有纵行微丝束，它们下延汇入细胞顶部的终末网。吸收细胞胞质内有丰富的线粒体和滑面内质网。滑面内质网膜含有的酶可将细胞吸收的甘油与脂肪酸合成甘油三酯，后者与胆固醇、磷脂及 9-脂蛋白结合后，在高尔基复合体形成乳糜微粒，然后从细胞侧面释出，这是脂肪吸收与运动的方式。相邻细胞顶部之间有紧密连接、中间连接等构成的连接复合体，它们可阻止肠腔内物质由细胞间隙进入组织，保证选择性吸收的进行。

2.杯状细胞

杯状细胞散于吸收细胞间，分泌黏液，有润滑和保护作用。在十二指肠内，此类细胞较小肠其他段少。

3.帕内特细胞

帕内特细胞是小肠腺的特征性细胞，位于腺底部，常三五成群。细胞呈锥体形，胞质顶部充满粗大嗜酸性颗粒，内含溶菌酶等，具有一定的灭菌作用。

4.内分泌细胞

十二指肠内分泌细胞主要有 G、I、S 共 3 种。G 细胞以胃幽门部分布较多，十二指肠相对较少，分泌的促胃泌素对壁细胞的泌酸功能有强烈的刺激作用。I 细胞主要分布于十二指肠和空肠，产生的激素兼有促进胰酶分泌和胆囊收缩的作用，故称为缩胆囊素-促胰酶素。S 细胞分布特点同 I 细胞，产生的胰泌素可促进胰导管上皮细胞分泌水和碳酸氢盐，导致胰液分泌量剧增，此外还能与 G 细胞拮抗，抑制促胃泌素的释放和胃酸的分泌。

5.未分化细胞

未分化细胞位于小肠腺下半部，散于其他细胞之间。胞体较小，呈柱状，胞质嗜碱性。细胞不断增殖、分化、向上迁移，以补充绒毛顶端脱落的吸收细胞和杯状细胞。绒毛上皮细胞的更新周期为 2～4 天。一般认为，内分泌细胞和帕内特细胞也来自未分化细胞。

十二指肠黏膜固有层为细密的结缔组织，此层中除有大量的小肠腺外，还有丰富的游走细胞，如淋巴细胞、浆细胞、巨噬细胞、嗜酸性粒细胞等。绒毛中轴的固有层结缔组织内有1条或2条纵行毛细淋巴管，称为中央乳糜管，它的起始部为盲端，向下穿过黏膜层进入黏膜下层形成淋巴管丛。中央乳糜管管腔较大，内皮细胞间隙宽，无基膜，故通透性大。吸收细胞释出的乳糜微粒由中央乳糜管输出。此管周围有丰富的有孔毛细血管网，肠上皮吸收的氨基酸、单糖等水溶性物质主要经此入血。绒毛内还有少量来自黏膜肌的平滑肌纤维，可使绒毛收缩，利于物质吸收和淋巴与血液的运行。另外，十二指肠固有层除有分散的淋巴细胞外，尚有孤立淋巴小结。

(二)黏膜下层

黏膜下层为疏松结缔组织，含较多的血管和淋巴管。其中有丰富的十二指肠腺，为复管泡状的黏液腺，其导管穿过开口至小肠腺底部。此腺分泌碱性黏液(pH 8.2～9.3)，可保护十二指肠黏膜免受酸性胃液的侵蚀。最近研究表明，人的十二指肠腺可分泌尿抑胃素，释入肠腔，具有抑制胃酸分泌和刺激小肠上皮细胞增殖的作用。

(三)肌层

十二指肠黏膜肌层由内环行与外纵行2层平滑肌组成。

(四)外膜

十二指肠壶腹和升部外膜均为浆膜，其余部分后壁为纤维膜。

第四节 肝 胆

肝脏是人体中最大的实质性腺体，其大小因人而异，一般左右径为25 cm，前后径为15 cm，上下径为6 cm，通常其重量在1 200～1 500 g，约占成人体重的1/40。胚胎第4周时，在前肠与卵黄柄交界处的腹侧发生憩室样肝突起，以后其头部衍化为肝脏，尾部形成胆囊和胆囊管，基底部形成胆总管，卵黄静脉形成门静脉和肝静脉，脐静脉与以后形成的门静脉左支吻合，延续为静脉导管和下腔静脉相通，为胎儿与母体间物质交换的主要途径，胎儿出生后，脐静脉和静脉导管闭塞，形成肝圆韧带和静脉韧带。腹系膜前部形成镰状韧带、左右冠状韧带的前页和左右三角韧带的一部分，膜的后部形成肝胃韧带、肝十二指肠韧带、左右冠状韧带的后叶和左右三角韧带的一部分。

肝脏的大部分位于右侧季肋部，仅小部分超越前正中线在左侧季肋部。肝的上界相当于右侧锁骨中线第 5 肋间隙，下界与右肋缘平行，后面相当于第 6～12 肋，前面相当于第 6～9 软肋，左侧外叶前缘达剑突下 2～3 cm，并随呼吸上下移动。肝脏为一不规则的楔形器官，其右侧钝圆，左侧薄。从外观可分膈、脏两面。膈面光滑隆凸，大部分与横膈相连。镰状韧带位于膈面的前部，向后延伸并向左右扩展成冠状韧带，冠状韧带又向左右延伸形成左、右三角韧带。这些韧带将肝脏固定在右上腹。在右冠状韧带前、后叶间，有部分肝面没有腹膜覆盖，称为肝裸区。肝脏的脏面有两个纵沟和一个横沟，构成 H 形。右纵沟由胆囊窝和腔静脉沟构成，左纵沟则由肝圆韧带和静脉韧带组成，横沟则连在此两纵沟之间，绝大多数在肝脏的中部，即第一肝门所在。在横沟的右旁常见一侧沟(即右切迹)伸向肝的右下方。从这些沟内很容易分离出门静脉、肝管及肝动脉的分支。在肝脏的脏面有肝胃韧带和肝十二指肠韧带，前者称为小网膜，内含胃左右动脉；后者向上到达横沟，内含门静脉、肝动脉和胆总管等。在右侧肝脏的脏面还有肝肾韧带和肝结肠韧带。

膈下区是指横膈之下，横结肠及其系膜以上的一个大间隙，肝脏位于其中。肝脏及其韧带又将膈下区分成若干间隙。肝上间隙被镰状韧带分为左、右肝上间隙，后者被右冠状韧带和右三角韧带分为右前肝上间隙和右后肝上间隙。肝下间隙被肝圆韧带和静脉韧带分为右肝下间隙和左肝下间隙，后者被小网膜分成左前肝下间隙和左后肝下间隙。右肝上间隙和右肝下间隙是膈下脓肿好发部位。因心脏不停地跳动和胃蠕动，左肝上间隙和左肝下间隙不易形成脓肿。

胆管系统发生于胚胎第 4 周初，在前肠末端腹侧壁内胚层细胞增生，向外长出一囊突起，称为肝憩室，为肝、胆囊与胆管的始基。憩室发育增大，末端膨大，分为头、尾两支，头支发育为肝索，尾支发育为胆囊和胆管。肝憩室与十二指肠相连接的部分发育为胆管。以左、右肝胆管相汇处为界，胆管系统分为肝内胆管和肝外胆管 2 个部分。肝内胆管包括右肝胆管和肝叶、肝段、尾段胆管分支；肝外胆管包括胆囊、胆囊管、肝总管、胆总壶腹部。

一、肝脏韧带

肝脏除了裸区外均被腹膜覆盖，腹膜反折处形成韧带使肝脏固定在膈和腹前壁。肝周韧带包括镰状韧带、肝圆韧带、冠状韧带、三角韧带、肝胃韧带、肝十二指肠韧带、肝肾韧带和肝结肠韧带。

(一)镰状韧带

镰状韧带是前腹上壁的腹膜层反折至肝表面形成,并将肝的膈面分成左右2个部分,它是左叶间裂表面的标志。其下端与肝圆韧带相连,上端向后延伸与两侧的冠状韧带相连。

(二)肝圆韧带

肝圆韧带起自脐而达肝圆韧带切迹,经镰状韧带游离缘的两层腹膜间达脐静脉窝止于门静脉左支的囊部并与静脉韧带相连,是脐静脉闭锁所形成的纤维索带。门静脉高压时,闭锁的脐静脉可再通。

(三)冠状韧带

冠状韧带是肝膈面与脏面被膜反折至膈所形成。有左、右冠状韧带。左冠状韧带分前、后2层,右冠状韧带分上、下2层。两层之间为肝裸区。

(四)三角韧带

三角韧带由左冠状韧带前、后2层和右冠状韧带上、下2层延伸并汇合而成。左三角韧带有较大血管和迷走胆管,手术切断后要妥善处理。

(五)肝胃韧带

肝胃韧带起自胃小弯,上方与静脉韧带相连,其右缘移行于肝十二指肠韧带。肝胃韧带由两层腹膜组成,其内有迷走神经的肝支,胃前支及胃左、右动静脉。有时胃左动脉发出的副肝左动脉经此韧带入肝,供血给左外叶或左半肝。

(六)肝十二指肠韧带

肝十二指肠韧带位于肝门横沟与十二指肠第1段间,左缘与肝胃韧带相连,右缘游离。肝十二指肠韧带由两层腹膜组成,内有肝固有动脉、门静脉主干、胆总管、神经和淋巴管,称为肝蒂。手术时可在此处阻断肝的血流。

(七)肝肾韧带和肝结肠韧带

肝肾韧带是由右冠状韧带下层绕过右肝的脏面和右肾前面而形成,其内有右肾上腺静脉。肝结肠韧带是连于右肝下缘和横结肠肝曲间的腹膜。

二、肝脏分叶及分段

从外形上看,肝脏为一整体性器官,仅被镰状韧带分为左、右两叶,但事实上这一分叶法并不符合肝脏内部的管道分布规律。在肝灌注标本上可见到肝内有若干平面缺少管道的分布,这些平面是肝内分叶的自然界线,称为肝裂。根据肝裂及管道的分布，有多种方法对肝脏进行分叶、分段。目前，国内临床普遍接受的是5叶4段分界法，而国际上则通用的是8分段法。

(一)肝裂

肝脏主要有3个主裂、2个段间裂和1个背裂。

1.正中裂

正中裂起自胆囊窝的中部，向后上方斜行抵于下腔静脉的左缘。正中裂多是斜行的，一般与肝门平面呈60°～80°，开口向左。正中裂的平面内有肝中静脉经过，因此也有人认为左、右两半肝的分界线可以以肝中静脉代替正中裂为界。在一般情况下，正中裂几乎将肝平均分为左、右两半肝，大小大致相等。正中裂通过尾状叶时，通常也将它分成左、右各半，有时正中裂仅将尾状突与尾状叶分开，除尾状突外，整个尾状叶全属于左半肝。

2.左叶间裂

左叶间裂从肝前缘的脐切迹向后上方抵于肝左静脉注入下腔静脉处，在膈面约相当于镰状韧带的左侧，在脏面则以左纵沟为标志。左叶间裂将左半肝分为左外叶和左内叶。在它的平面上有肝左静脉的叶间支经过。

3.右叶间裂

正中裂的右侧约距肝右缘1/3处，有一接近水平位的斜裂(与水平面成30°～45°角的开口向右侧)，起自肝右静脉汇入下腔静脉处，斜向右前方再弯向肝的右下缘，称为右叶间裂。它将右半肝分为右前叶与右后叶，有肝右静脉从其平面上经过，故在肝右前、后叶切除时，沿肝右静脉分离就是右叶间裂的部位。

4.左外叶段间裂

此裂起于肝左静脉回流入下腔静脉处，然后以斜行方向越过左外叶止于肝左缘的后中1/3处，将左外叶分成外上段和外下段，在此裂平面中有肝左静脉的段间支经过。

5.右后叶段间裂

此裂在肝的脏面起于肝门的右切迹，横过右后叶止于右外侧缘的中点附近，将右后叶分成上段与下段，因此右切迹(即横沟)可作为右后叶段间裂在肝表面的标志。

6.背裂

背裂位于肝脏后上缘中部，尾状叶前方，是第二肝门所在。背裂在肝脏上极形成一弧线，将尾状叶隔开。

(二)肝脏的分段

1.肝脏的5叶4段

肝脏按上所述肝裂分成5叶4段,即左外叶、左内叶、右前叶、右后叶和尾状叶,左外叶和右后叶又各分为上、下2段。这对于肝脏疾病的定位诊断和开展肝叶切除术有重要意义。

2.肝脏的8段分界法

Couinand以肝裂、门静脉和肝静脉为基础,提出肝脏的功能性分段,将肝脏分为8段。尾状叶为Ⅰ段,左外叶为Ⅱ段和Ⅲ段,左内叶为Ⅳ段,右前叶为Ⅴ、Ⅷ段,右后叶为Ⅵ、Ⅶ段。之后,Couinand又以脐静脉为界,将尾状叶分左、右2段,左侧为Ⅰ段,右侧为Ⅸ段。解剖学研究结果证明肝脏是一分段性器官,每一肝段都有它的单独管道系统,可以作为一个外科切除单位,如切除Ⅳ段称为Ⅳ段切除术。为解决肝解剖和手术名称不统一问题,国际肝胆胰协会组建了一个命名委员会,并在澳大利亚正式通过。新命名对肝进行三级划分,将肝脏分为9段。第1级划分称为肝中界面,将肝分为左、右半肝,肝中界面以胆囊窝和下腔静脉窝为界,肝中静脉位于其中。第2级划分称为区界面,右区界面以肝右静脉为界,将右半肝分为右前区和右后区,左区界面以镰状韧带为界,将左半肝分为左内区和左外区。第3级划分称为段界面,即各段之间的界面。

三、肝脏的血管

肝脏是由肝实质和一系列管道系统组成,血供非常丰富。肝内有两个不同的管道系统:一个是Glisson系统,另一个是肝静脉系统。前者包含门静脉、肝动脉和肝胆管,三者被包于一结缔组织鞘内,称为Glisson系统。肝静脉系统是肝内血液输出道,单独构成一个系统。

(一)门静脉

门静脉是由肠系膜上静脉和脾静脉在胰颈后方汇合而成,相当于第2腰椎水平,经十二指肠升部后到达肝十二指肠韧带内,在胆总管和肝动脉后方进入肝门。成人门静脉长5.5～8 cm,内径为1.0 cm。门静脉在形成主干后还接受若干小静脉,如胃冠状静脉、幽门静脉、胰十二指肠上静脉和胆囊静脉。门静脉无静脉瓣,在体内构成独立的循环系统。与体循环有4支主要交通支:①胃冠状静脉和食管下端静脉丛吻合后通过奇静脉入上腔静脉;②肠系膜下静脉经直肠上、下静脉与肛管静脉吻合后通过阴部内静脉入下腔静脉;③脐旁静脉与腹壁上下深静脉吻合后分别进入上、下腔静脉;④腹膜后肠系膜静脉分支和下腔静脉分支吻合。门静脉高压时，吻合支扩张，大量门静脉血进入体循环，特别是食管下端静脉曲张易引起大出血。门静脉入肝后分左右两支。

1.门静脉左干

门静脉左干自门静脉主干分出后沿横沟走向左侧称为横部；达左横沟后即弯向前方转为矢状部，其末端稍膨大称为囊部，矢状部与横部转角之处称为角部，其相交的角度一般为 90°～130°。整个左半肝及大部分尾状叶的门静脉血管即由此横部、角部、矢状部和囊部发出。横部长2～4 cm，偶尔可为 4～6 cm。分布至尾叶的血管即从横部的上缘发出，通常有 1～3 支，少数可有四五支，但有时尾叶的右半部或尾状部也可由门静脉右干分出的小支获得若干血供给。有时横部的前下缘也可发出 1～3 小支，分布左内叶。从角部的凸侧面发出的分支，走向左外上方分布至左外叶后上段，称为左外叶后上段支，一般是一个较大的支，有时也另有若干小支，呈扇形分布。从矢状部和囊部内侧发出的 2～4 支较大的门静脉分支，分布折向前内方和后内方，分布至左内叶的前下部和后上部，称为左内支。最后自囊部外侧发出的一支较大的静脉，称为左外叶前下段支，呈扇形分布于前下段区域内。

2.门静脉右干

门静脉右干变异较大，有时没有干，其右前叶的门静脉乃自主干直接发出，或来自门静脉左干的横部，而门静脉右支只有右后叶支直接分布到右后叶的上、下段内。自门静脉右干的上缘发出者为 1～3 支的小静脉分布至尾叶的右半部。在正常情况下，门静脉右干的前缘分出 1 支大支称为右前支，该支自右干发出后很快分成 2 组静脉小支，分别分布于右前叶的前下区域和后上区域。从门静脉右干或直接自门静脉主干发出的一支比较大的静脉支分布至右后叶者称为右后支；它在右前支起点处的外侧部又分成 2 个末支，分别分布于右后叶的上段和下段区域内。

(二)肝动脉

肝动脉起自腹腔动脉，称为肝总动脉。肝总动脉在十二指肠上方先后分出胃十二指肠动脉和胃右动脉后称为肝固有动脉，行于肝十二指肠韧带内，再分出肝左右动脉。肝动脉在进入肝门前有很多变异，其中最重要的是迷走动脉。迷走动脉是指起自腹腔动脉以外的肝动脉，如来自肠系膜上动脉、腹主动脉和胃左动脉等。如肝脏没有其他动脉供血，这种异位来源的迷走动脉称为替代肝动脉。如有肝左、右动脉，还有另一支异位起始的迷走动脉，这种迷走动脉被称为副肝动脉。副肝动脉多供给肝脏的一段血液。其中以副肝右动脉起自肠系膜上动脉和副肝左动脉起自胃左动脉常见。副肝右动脉的发生率为8%～12%,副肝左动脉发生率为18%～25%。

肝动脉自肝门处进入肝脏后与门静脉、肝胆管并行,外有纤维组织包裹,Glisson 系统为肝脏分叶、分段的解剖基础。肝动脉的内径比门静脉小得多,肝动脉供血量占肝脏血供的 20%,但肝动脉血氧含量高达 85%,而门静脉血氧含量仅 20%,故肝脏的氧供大部分来自肝动脉。

(三)肝静脉

收集各个肝小叶中央静脉血液的血管,逐渐汇合成左、中、右 3 支肝静脉,在肝的后上缘处(即第二肝门)直接汇入下腔静脉。

1.肝左静脉

肝左静脉接受来自左外叶的全部回血,它起于左外叶的前下缘,向后上方行走,偏在左叶间裂的左侧,于下腔静脉的左壁注入。有时肝左静脉与肝中静脉合并进入下腔静脉,开口在下腔静脉的左前壁。

2.肝中静脉

肝中静脉接受左内叶和右前叶的全部回血,一般由 2 个大支合成(一支来自左内叶,一支来自右前叶),2 支的汇合点约在门静脉主干分叉点的左侧附近。肝中静脉多与肝左静脉合并进入下腔静脉,少数单独开口在下腔静脉的左前壁。

3.肝右静脉

肝右静脉接受右后叶全部回血,是肝静脉中最大的一支。它起于右后叶的外侧缘,沿右叶间裂行走,呈弓形弯向内上方,开口于下腔静脉的前壁(或右壁);其开口处通常较肝左静脉的开口低。

此外,另有数支短小肝静脉直接汇入下腔静脉,这些小静脉多引流尾状叶的回血,又称为肝短静脉。

四、肝门解剖

肝脏有 3 个肝门。第一肝门位于横沟。第二肝门为肝静脉汇入下腔静脉区域。第三肝门为肝短静脉汇入下腔静脉区。

(一)第一肝门

在肝的脏面,有 H 形的沟,中部呈横行的沟,称为肝门。其内有肝管、门静脉、肝固有动脉左右支、淋巴管及神经出入。肝管位于右前方,左前方为肝动脉,门静脉位于两者后方。第一肝门前缘为肝方叶,后缘为尾叶,两侧壁为构成肝右叶和肝左叶的肝门结构。

肝是一个节段性器官，各段都有独立的血液供应和引流管道，因而功能上独立的肝段，都有它自己的门，这就是肝门分级的概念。所以提出了3级肝门的概念。第1级肝门相当于肝门横沟左、右端，在该处胆管和血管出入于左右半肝。第2级肝门相当于第二级肝管的分部，在右侧相当于右前、右后肝管的分出部，在左侧相当于左内、左外肝管的分出部。第3级肝门相当于Couinand肝段的门，如左外上段和左外下段，这是肝脏外科中能切除的最小功能单位。根据肝门分级的概念，可做比较理想的功能性肝切除术，以达到最大限度保留有功能的肝组织。

（二）第二肝门

肝静脉离肝汇入下腔静脉区域为第二肝门，其肝外标记是沿镰状韧带向下后方的延长线，此线正对肝左、中静脉共干后入下腔静脉处。3支主要的肝静脉均在下腔静脉窝汇入下腔静脉。以肝左、中静脉共干后汇入下腔静脉多见（46％～66％），肝右、中、左静脉分别汇入下腔静脉少见（33％～53％）。

（三）第三肝门

除上述3支主要肝静脉外，尚有直接汇入下腔静脉的小肝静脉，称为肝短静脉。肝短静脉有3～30支，平均14支。在肝切除时如处理不当可引起大出血，故称为第三肝门。

五、胆系解剖

（一）肝内胆管

肝内胆管起自肝内毛细胆管，逐渐变粗并合并成小叶间胆管、肝段胆管和左右肝胆管，后者在肝门横沟内汇合成肝总管。肝内胆管与门静脉、肝动脉的分支走行一致，三者均包在称为Glisson系统的结缔组织鞘内。

根据肝脏的分叶，肝内胆管分为左、右肝胆管（第1级分支），右前叶、右后叶、左内叶和左外叶肝胆管（第2级分支），肝段胆管（第3级分支）。尾状叶也分左右肝段胆管。

1.左肝胆管

左肝胆管引流左半肝的胆汁，由左外叶、左内叶和尾状叶的肝管汇合而成，与右肝胆管相比，它较长、较细，且与肝总管形成的角度比右肝胆管小，因此左侧肝内结石比右侧肝内结石多见。

2.右肝胆管

右肝胆管引流右半肝的胆汁,由右前叶和右后叶胆管汇合而成,并连接来自尾状叶的右支段肝管,它比左肝胆管短而粗。

3.尾状叶胆管

尾状叶胆管分为左、右支及尾状突支,引流尾状叶的胆汁。

(二)肝外胆管

肝外胆管包括肝总管、胆囊和胆囊管、胆总管。

1.肝总管

肝总管由左、右肝管汇合而成,位于肝十二指肠韧带右侧缘内,肝固有动脉右侧,门静脉的右前方,下行于十二指肠第一段后方,胰头部后段的胆总管沟内,斜行进入十二指肠第 2 段后侧内壁而开口于十二指肠乳头。肝总管长约 3 cm,直径约 5 mm。肝总管由黏膜层、黏膜下层、肌层和浆膜层组成。黏膜层衬托以单层柱状上皮细胞,黏膜下层含有较多的弹力纤维组织,肌层有括约肌作用,这些肌纤维称为 Mirizzi 纤维,浆膜层有较多的血管、淋巴管和神经组织。

2.胆囊和胆囊管

胆囊是梨形的囊腔脏器,长 5～8 cm,宽 2～3 cm,容积 30～50 mL,通过结缔组织附着于胆囊窝内。在体表投影上,相当于右侧锁骨中线与右侧第 9 肋或第 10 肋软骨交叉处或右侧腹直外缘交界处。胆囊分底部、体部、颈部 3 个部分。底部呈球状,多游离;体部紧靠在胆囊床上,少数情况下,胆囊大部分游离,呈游离胆囊或悬浮胆囊;胆囊体与颈部连接处呈漏斗状,部分囊壁向外凸出形成一个囊袋,称为 Hartamnn 袋,胆囊结石易滞留于此。胆囊颈部与胆囊管相接。

胆囊分外膜、肌层和黏膜 3 层。底部与体部含有较丰富的平滑肌,并含有黏膜腺,腺管穿过肌层开口于黏膜。胆囊虽有伸缩功能,但其壁较薄,在胆囊内压力较高时可发生穿孔,引起胆汁性腹膜炎。

胆囊管长 2～4 cm,直径 0.2～0.4 cm,其结构层次与胆囊壁基本相同,在其近胆囊颈的一侧,胆囊管的黏膜呈螺旋瓣样皱襞,称为 Heister 瓣,此处易有结石嵌顿;在近胆总管的一侧,内壁较光滑。

3.胆总管

肝总管与胆囊管汇合后形成胆总管,开口于十二指肠乳头部,全长 7～8 cm,直径 6～8 mm,组织学结构与肝总管相似,但肌层较缺乏。

(1)根据胆总管与邻近器官的关系,将其分为以下 4 个部分。①十二指肠上段:自胆囊管与肝总管接合部始至十二指肠上缘,与胆管一同位于肝十二指肠韧带内，长约 3 cm。②十二指肠后段位于十二指肠降部的背面，长 1～2 cm，与下腔静脉和门静脉相邻。③十二指肠下段：也称胰段，长约 3 mm，通过胰头或紧贴胰头后面进入十二指肠，逐渐变细，管腔的黏膜有瓣状皱襞，容易发生结石嵌顿。④十二指肠内段：通过十二指肠壁，开口于肠腔内，也称为壁内段。胰管多在该部分与胆总管汇合。该段有括约肌的约束，呈一狭窄的管腔段，其长度变异很大，为 7～38 mm。胆总管在开口之前内腔常轻度扩大，称为 Vater 壶腹或十二指肠壶腹。开口部的十二指肠黏膜处膨隆，称为十二指肠乳头。

(2)胆总管末端有纵行和环状肌纤维包绕，称为 Oddi 括约肌，使该段形成一高压带，静止时压力约为1.3 kPa(10 mmHg)，在括约肌收缩时可达 13.3 kPa(100 mmHg)。胆总管的主要作用是调节胆管的胆汁进入十二指肠，分流胆汁进入胆囊，防止肠内容物反流入胆管。胆总管结构十分复杂，可分为 3 个部分。①胆总管括约肌：位于胆总管的末端，为一作用很强的括约肌，分为胆总管上括约肌和胆总管下括约肌 2 个部分。胆总管上括约肌居于肠外，包绕胆总管；胆总管下括约肌为一列粗环肌束，位于肠内，有部分环绕壶腹或胰管，该括约肌可控制胆汁的排泄。②胰管括约肌：位于胰管的末端，为一肌环，作用较弱，易变，不恒定，仅见于 20%的人。③壶腹部括约肌：见于少数人。它由 2 种肌纤维组成，一为纵行肌纤维，一为环状或半环肌纤维。它将壶腹末端固定于十二指肠。

Oddi 括约肌为一独立的结构，其结构和功能上的异常，可能是某些“特发性”胰腺炎或胆囊炎导致的。

(三)胆管的血运、淋巴及神经

胆囊管和肝管由胆囊动脉与肝固有动脉分支供血。胆总管的远侧大部分主要由胰十二指肠上后动脉分支供血，其余部分则由肝固有动脉、胆囊动脉、肝右动脉或其他动脉的分支供血。

胆囊动脉常为肝右动脉的分支，70%～80%位于肝、胆囊管和肝总管所形成的胆囊三角内。大多数胆囊动脉行至胆囊颈附近时分为 2 支，分别走向胆囊的游离面和附着面。胆囊动脉起自肝右动脉以外者约占 10%，可起始于肝固有动脉、肝左动脉、胃十二指肠动脉或间接起始于肠系膜上动脉。肝内可有一些小动脉分支经胆囊床进入胆囊壁。胆囊上面的一些小静脉经胆囊窝进入肝内的肝静脉，其余静脉在胆囊颈处汇合成一两支胆囊静脉，与同名动脉伴行，汇入门静脉，少数入门静脉右支。

胆管的淋巴系统较丰富。胆囊的淋巴除部分直接流向肝脏外，多集中于胆囊颈部的淋巴结，然后再回流到胆囊管部位的淋巴结和淋巴管中。胆管上端的淋巴经由肝门部淋巴结、腹腔淋巴结、肠淋巴干、乳糜池，注入胸导管。胆总管下端的淋巴流向胰头淋巴结，再与腹腔淋巴结相连。

胆管有丰富的自主神经支配，特别是胆总管末端处。胆管的神经来自腹腔神经丛及迷走神经的分支，随肝动脉分支分布于胆囊及胆管。右膈神经的躯体感觉纤维也经肝丛分布于胆囊等处。

第五节 胰 腺

一、胰腺的大体解剖

胰腺是腹膜后位器官，横贴于腹后壁上部，第 1～2 腰椎前方。胰腺色灰红，质软，长条状；长12～15 cm，宽 3～9 cm，厚 1.5～2.5 cm，重 60～100 g。胰分胰头、胰颈、胰体、胰尾 4 个部分，其间无明显界限。胰头为胰右端膨大部分，位于第 2 腰椎前右侧，其上、下及右侧被十二指肠环绕。胰头的后下部向左上方形成的钩状突起，称为钩突。突与头之间的凹陷为胰切迹。胰头的上部与胃幽门、十二指肠上部及横结肠系膜相邻接。钩突前面有肠系膜动脉、静脉及神经通过。胰头与十二指肠间的沟内通过胰和十二指肠上、下动脉间吻合支。胰头后面无腹膜，借疏松结缔组织与第 12 胸椎、第 1 腰椎及膈右脚相连，且与下腔静脉、门静脉及胆总管相邻接，有时胆总管穿行胰头实质内，当胰头有肿瘤或炎症时，可压迫胆总管与门静脉引起阻塞性黄疸或腹水。胰颈长 2.5 cm，前上方邻接幽门及十二指肠第 1 段。十二指肠后壁溃疡易与胰粘连，偶有穿透胰组织内。胰体长 3～5 cm，多呈三棱形，分前、后、下 3 个面。体前上隔网膜囊与胃后壁相邻，故胃后壁溃疡时易与胰粘连。前下隔腹膜与十二指肠空肠曲、小肠及结肠左曲相邻。后无腹膜，邻接椎体、腹主动脉、左肾、左肾上腺及其血管。胰尾是胰左端狭窄部分，长 1.5～3.0 cm，1/3 人的胰尾与脾门相接触，2/3 人的胰尾与脾门相邻 1.0 cm 之内。

胰管位于胰实质中，从胰尾部起始，自左向右贯穿胰的全长。胰管由细变粗，达胰头部与胆总管合并，共同开口于十二指肠乳头。副胰管起始胰头上部，与胰管相通，末端开口于十二指肠乳头上方的副乳头。

胰腺的血液供应丰富，来自胃十二指肠动脉的胰十二指肠上动脉和来自肠系膜上动脉的胰十二指肠下动脉，供应胰头、十二指肠降段及下部的血液。来自脾动脉及其数个胰分支供应胰体、胰尾的血液。胰静脉与相应动脉伴行，胰头和胰颈的静脉血汇入胰十二指肠上、下静脉及肠系膜上静脉。胰体、胰尾多数支的静脉血汇入脾静脉，最后汇入门静脉。

胰腺的淋巴较丰富，小叶间结缔组织内有较多的毛细淋巴管和淋巴管，与小叶间动、静脉伴行，小叶间淋巴管与被膜内淋巴管相通，最终至脏器外注入局部淋巴结。胰腺的神经是由腹腔神经节换元后的交感神经与迷走神经所支配。交感神经节后纤维的分布终止于血管，其兴奋减少腺体的分泌。迷走神经纤维的分布终止于腺泡和胰岛，其兴奋有加强胰腺分泌的作用。

二、胰腺的组织结构

胰腺是仅次于肝的第二大消化腺。胰腺表面所包的疏松结缔组织被膜伸入腺实质，将实质分成许多小叶，叶间结缔组织内有血管、淋巴管、神经和导管穿行。胰腺由外分泌部和内分泌部组成。外分泌部为浆液性复管泡状腺，有分泌胰液及多种消化酶的功能。内分泌部即为胰岛，是由多种内分泌细胞组成的细胞团，分布于小叶内腺泡之间，有分泌多种内分泌激素的作用。

(一)胰腺的外分泌部

胰腺的外分泌部由腺泡和导管系统组成。腺泡是外分泌部的分泌单位，由锥体形的腺泡细胞构成，细胞核大，呈圆形，位于细胞的近基底部，有一两个核仁，胞质内有很多折光性强的嗜酸性分泌颗粒，称为酶原颗粒。邻近胰岛的腺泡，其腺细胞较离胰岛远的腺细胞大，酶原颗粒多，染色也较深。邻近胰岛周围的腺泡称为岛晕，含有较高的淀粉酶。电镜下腺细胞的基底部，可见排列呈板层状粗面内质网，核糖体分布于粗面内质网之间。基底部可见丰富的线粒体纵行排列。高尔基复合也很发达。在核上区、内质网附近有很多酶原颗粒和溶酶体。酶原颗粒是包有界膜的圆形颗粒。腺泡细胞游离面有少量微绒毛，相邻的腺细胞间有连接复合体和相嵌连接，可防止胰蛋白酶由腺泡腔漏入细胞间隙和腺泡腔内酶而发生反流。在腺泡的内壁可见泡心细胞。泡心细胞扁平形，核圆或卵圆形，是闰管末端插入腺泡内的上皮细胞。腺泡细胞的粗面内质网在核糖体上合成酶蛋白前体进入内质网小池，然后运输至高尔基复合体，经其加工浓缩后形成酶原颗粒，脱离高尔基复合体的分泌面，融合成较大的分泌颗粒。酶原颗粒移动至细胞顶部，在腺泡细胞分泌时，颗粒界膜与腔面界膜融合，以胞吐方式将酶蛋白释放入腺泡腔内。导管系统由闰管、小叶内导管、叶间导管和主胰管组成。闰管是与腺泡相连的一段细而长的导管，伸入腺泡的一段为泡心细胞，另一端汇入小叶内导管。小叶内导管出小叶后形成小叶间导管，小叶间导管汇入主胰管。闰管为扁平上皮。小叶内导管为单层立方上皮细胞。小叶间导管为单层柱状上皮，在柱状上皮之间有杯状细胞。主胰管为单层高柱状上皮。胰管上皮有分泌胰液、电解质和黏蛋白的重要功能。胰管上皮与所分泌的黏液，在生理状态下有防止胰蛋白酶及胆汁等反流入胰实质的屏障作用。

(二)胰腺的内分泌部

胰腺的内分泌部即胰岛，为大小不等，形状不一，分布在腺泡之间的细胞群。胰岛以胰尾最多。人的胰岛有10万～200万个，全部胰岛组织占胰总重量的1%～2%。胰岛细胞排列成不规则的索状，索间含有孔的毛细血管，细胞朝毛细血管一侧有基膜，且与毛细血管基膜紧密贴连，有利于激素的透过。胰岛细胞无导管，且与胰管不相通，几乎每个胰岛细胞和毛细血管直接接触，细胞释放的激素直接渗入血液。人的胰岛内主要有3种细胞，即A细胞、B细胞、D细胞；A细胞约占胰岛细胞总数的20%，在胰体部、胰尾部的胰岛内较多，分布于胰岛的周边部。电镜下A细胞线粒体较少，高尔基复合体不发达，有少量的粗面内质网，胞质内有较多的分泌颗粒，颗粒外有一层界膜，颗粒与界膜间有一层狭窄的透明膜。A细胞合成并分泌胰高血糖素，有促进糖原和脂肪分解的作用，使血糖升高。B细胞约占胰岛细胞数的75%，多位于胰岛的中央部。细胞核较小，呈圆形，胞质内含有大量橘黄色颗粒，线粒体较腺细胞小。高尔基复合体发育一般。粗面内质网均匀地分布于胞质内，当分泌颗粒稀少时，粗面内质网与核糖体较多。B细胞含有5-羟色胺和多巴胺，细胞能摄取5-羟色胺和多巴胺，使其脱羧。5-羟色胺可能有助于胰岛素的贮存。B细胞主要分泌胰岛素，胰岛素调节血糖的代谢，促使葡萄糖在肝细胞、脂肪细胞和肌细胞内合成糖原，储存能源，同时防止高血糖的发生。D细胞约占胰岛细胞数的5%。散分布于A、B细胞之间，细胞核卵圆形，细胞器少。D细胞分泌生长抑素，其作用是抑制A、B、PP细胞的分泌功能。另外，胰岛中还有D1、PP等细胞。D1细胞分泌血管活性肠肽，而血管活性肠肽使胰腺泡细胞分泌，刺激胰岛素和胰高糖素的分泌，抑制胃酶的分泌。PP细胞分布于钩突内的胰岛周边部，分泌胰多肽，而胰多肽抑制胰液的分泌，减弱胆囊的收缩，增加胆总管的紧张度，抑制胃窦和小肠的运动等。

胰腺的内分泌部和外分泌部两者的结构及生理功能虽然不同，但关系十分密切。电镜下可见胰岛与胰腺外分泌部有血管吻合，即胰腺小叶内动脉分支入胰岛，形成毛细血管，分布于胰岛细胞索之间，与胰岛细胞紧贴，然后毛细血管汇成数个放射状小血管离开胰岛，至腺泡周围再度形成毛细血管，故称为胰岛-腺泡门脉系统。胰岛周围腺泡毛细血管血液内胰岛激素的含量比外周血液高数百倍。胰腺泡细胞膜上发现有胰岛素受体。胰岛分泌的激素有调节和影响腺泡分泌及代谢活动的作用。

第二章

食管疾病

第一节　食管贲门黏膜撕裂综合征

食管贲门黏膜撕裂综合征由Mallory和Weiss首先报道，又称为Mallory-Weiss综合征，是指剧烈呕吐和腹压骤然升高等因素（如剧烈咳嗽、举重、用力排便等）所导致的食管下段和胃贲门部黏膜纵向撕裂出血。出血可轻微，但若撕裂累及小动脉则引起严重出血。Hardy首先应用内镜作出诊断。该病是上消化道出血的重要病因之一，占上消化道出血的3%～15%，男性多于女性，发病高峰多在30～50岁。

一、病因与发病机制

食管贲门黏膜撕裂综合征发病的根本原因是腹压或胃内压的骤然升高，在呕吐时，胃内压急剧升高，可为16.0～21.3 kPa（120～160 mmHg），甚至高达26.7 kPa（200 mmHg），而胸内食管压一般仅有6.7 kPa（50 mmHg），这种骤然升高的压力差极易使食管黏膜撕裂，食管黏膜下层与胃贲门部有丰富的血管丛。其撕裂的血管多为黏膜下横行动脉，容易造成大出血。

胃内压升高的主要原因为呕吐和剧烈干呕。60%以上的患者发病前有大量饮酒及暴食史。其他病因，如妊娠呕吐、食管炎、急性胃肠炎、消化性溃疡、急性胆囊炎、急性胰腺炎、尿毒症、糖尿病酮症、放置胃管、内镜检查等。

凡能引起胃内压增高的任何情况均可发生食管贲门黏膜撕裂综合征，如剧烈咳嗽、举重、用力排便、酗酒、分娩、胸外按摩、癫痫发作、哮喘持续状态、食管裂孔疝、麻醉期间的严重呃逆等，其中尤以食管裂孔疝常诱发撕裂，并同时影响撕裂的部位。静息时有食管裂孔疝的患者，撕裂多位于胃的贲门部；而不伴有食管裂孔疝者，撕裂多位于食管的远端。呕吐而产生的一过性裂孔疝，撕裂多骑跨于食管和胃交界处。

二、诊断步骤

（一）病史采集要点

典型表现为先有干呕或剧烈呕吐，随后出现呕血或黑便，大多数患者表现为无痛性出血。出血量与黏膜撕裂范围、程度和位置有关，严重者可引起休克和死亡，但多数患者出血量较少。有的甚至仅有黑便或呕吐物带有血丝。

（二）体格检查要点

轻者多无明显的体征。出血量大者可出现贫血、循环障碍，甚至休克等。

（三）辅助检查

1.胃镜检查

胃镜检查是诊断该病的最有效手段，应列为首选检查方法。胃镜应在出血24小时内或在出血时立即进行。胃镜下可见食管与胃交界处或食管远端、贲门黏膜的纵行撕裂，撕裂多为单发，少数为多发，裂伤一般长3～20 mm，宽2～3 mm。

2.X线气钡双重对比造影

可见不规则充盈缺损，有时钡剂位于溃疡龛影内，有时可看到出血灶附近的钡剂位于溃疡龛影内，有时可看到出血灶附近的钡剂充盈缺损区。

3.选择性腹腔动脉造影

可检出速度为每分钟0.5 mL的出血，可见造影剂自食管和胃的交界处溢出，沿食管上或下流动，可显示食管黏膜的轮廓，适用于钡剂、内镜检查阴性的患者。

三、诊断

（一）诊断要点

诊断依据有：①有导致腹压升高的诱因和明显病史。②出现频繁呕吐，继之呕血的临床表现。③X线气钡双重对比造影、选择性腹腔动脉造影和胃镜检查有确诊价值。

（二）鉴别诊断要点

本病需与自发性食管破裂、消化性溃疡、糜烂性出血性胃炎、食管胃底静脉曲张破裂等引起的上消化道出血相鉴别。

1.自发性食管破裂

自发性食管破裂多发生在暴饮、暴食及其他原因所致剧烈呕吐后，常有液气胸的发生，吞咽、饮水、进食后胸痛加剧。

2.消化性溃疡

消化性溃疡有慢性、节律性、周期性中上腹部疼痛；可有反酸、嗳气、恶心、呕吐及其他消化不良的症状，胃镜检查可明确诊断。

3.糜烂性出血性胃炎

一般为少量、间歇性出血，可自止，也可大出血引起呕血和/或黑便；要确诊有赖于胃镜，但宜在出血 24～48 小时后进行。

4.食管胃底静脉曲张破裂

病情急、出血量大，常有肝炎或肝硬化等病史，肝功能化验异常，胃镜可明确诊断。

（三）临床亚型

胃镜下可将食管贲门黏膜撕裂综合征的裂伤出血分为 5 类：①活动性动脉性喷血。②活动性血管渗血。③可见血管显露。④裂伤处黏附有新鲜血痂。⑤单纯性裂伤。

四、治疗

（一）治疗原则

治疗包括镇静止吐、减少或避免腹压升高、补充血容量、药物止血和介入治疗等保守疗法，无效时应手术结扎出血血管、缝合撕裂黏膜。

（二）治疗计划

1.一般治疗

出血时给予禁食，出血停止 24 小时后可以进食流质。必要时可以放置胃管抽出胃内容物，避免饱餐的胃加剧撕裂。

(1)积极补充血容量：保证充足的静脉通道，必要时输血，需保持血细胞比容在 30%以上，血红蛋白浓度在 70 g/L 以上。但应避免输血及输液量过多引起急性肺水肿或再出血。

(2)药物止血：只有当胃内 pH＞6.0 时，才能有效地形成血小板聚集及血液凝固。因此须快速提升胃内 pH。通常静脉给予抑酸药、H_2 受体拮抗剂（如西咪替丁、法莫替丁等）或质子泵抑制剂（如奥美拉唑等）抑制胃酸分泌，目前临床上多采用后者。

(3)止呕:可肌内注射甲氧氯普胺,必要时静脉推注中枢止呕药。

2.内镜治疗

随着内镜技术的发展,内镜治疗在消化道出血紧急止血中起着非常重要的作用,对出血量大、活动性出血或内镜发现有近期出血的患者都应进行内镜止血治疗。

(1)注射止血术:其机制是通过向撕裂边缘或出血点注射药物,以压迫、收缩血管或通过局部凝血作用达到止血目的。注射止血术操作简便,疗效确切,费用低。但要注意并发症的发生,如食管穿孔、食管狭窄、贲门狭窄、高血压、心律失常等,故不宜反复注射,应严格控制注射药物浓度,同时应注意监测血压、心率等。

(2)金属钛夹止血术:该方法是近年来国内外广泛开展的一种有效的内镜止血术。其基本方法是在内镜直视下,利用金属止血夹,直接将出血血管或撕裂的黏膜夹持住,起到机械压迫止血及缝合作用,能达到立即止血及预防再出血的目的。金属钛夹止血术主要适用于有活动性及再出血迹象的撕裂患者。该方法止血率高,安全,操作简便,组织损伤小,并发症少,仅个别报道有穿孔的发生。钛夹通常在1～3周自行脱落,随粪便排出体外。

(3)微波止血术:微波止血术可使组织中的极性离子在瞬间发生局部高速振荡,从而产生高温,使蛋白凝固,达到止血的目的。该方法操作简便,疗效确切,不影响撕裂黏膜的愈合。但由于食管没有浆膜层,撕裂的部位较薄,不宜反复操作,以防壁性损伤和穿孔。

(4)其他:电凝止血术利用高频电流通过人体产生热效应,使组织凝固,从而止血。方法与微波止血术相似。电凝止血术疗效可为80%～90%,并发症主要有穿孔和出血。其他还有热探头止血术、激光光凝治疗等,基本原理均为使局部产生高温,达到组织凝固止血的目的。

3.动脉栓塞治疗

对于经保守治疗和内镜治疗失败的患者,可考虑行动脉栓塞治疗,食管贲门部主要由胃左动脉供血,可栓塞胃左动脉或其食管支。该方法止血迅速可靠,但需要有经验的介入医师进行操作。

4.手术治疗

对于经保守治疗或内镜治疗失败的患者。应行紧急手术治疗,结扎出血的血管。

(三)治疗方案的选择

对有活动性出血或胃镜发现有近期出血血痂的患者建议采用胃镜治疗。撕裂较表浅且有活动性出血者,选择局部注射止血术、微波止血术和电凝止血术;活动性动脉出血或有血管显露者,选择金属钛夹止血术。胃镜治疗安全、简单、组织损伤小,但不宜反复进行,同时应控制药物浓度和剂量。

五、病情观察及处理

(一)病情观察要点

(1)卧床休息,严密监测生命体征及每小时尿量,保持呼吸道通畅,避免呕吐时引起窒息。

(2)定期复查血常规,必要时监测中心静脉压,尤其是老年患者。

(3)注射止血术后要注意并发症的发生,如食管穿孔、食管狭窄、贲门狭窄、高血压、心律失常等,故不宜反复注射,应严格控制注射药物浓度,同时应注意监测血压、心率等。

(4)复查大便常规及隐血试验。

(5)必要时可复查内镜。

(二)疗效判断及处理

1.疗效判断

血红蛋白、红细胞计数及血细胞比容测定上述指标可以用于失血程度的估计,但由于这些指标在急性失血后并不能立即反映出来,故不能以此作为早期判断出血量的依据。此外,上述指标也受出血前有无贫血、脱水和缺氧等因素的影响。因此,动态地观察血红蛋白、红细胞计数及血细胞比容等的变化则更有意义。

2.处理

对于常规处理后仍有出血或再次出血的患者可采用胃镜治疗;对保守治疗和胃镜治疗失败的患者可考虑动脉栓塞或手术治疗。

六、预后评估

大多数患者经积极补液、禁食、抑酸、保护黏膜及止血等治疗后,出血大多可自行停止,撕裂处大多数在1周内愈合。

第二节　食管裂孔疝

食管裂孔疝是指腹腔内脏器通过膈食管裂孔进入胸腔所致的疾病。食管裂孔疝发病率为90%。

一、流行病学

发病率随着年龄的增长而上升，40岁以下人群的发病率低于9%，50岁以上人群的发病率升至38%。老年人高发可能与其裂孔周围组织萎缩和弹性减退有关。

二、病因与发病机制

(一)先天性

正常人的食管裂孔具有环肌束，其右侧肌束强大，构成了环肌束的大部分，将食管下段夹在其中。深吸气时，右侧肌束将食管拉向右侧并使食管腔缩小。同时食管下段和食管胃连接处分别有上、下膈食管韧带和胃膈韧带固定于食管裂孔处，以防止食管胃连接部和其他腹腔脏器疝入胸腔。先天发育异常可使右侧肌束部分缺失或全部缺失，引起食管裂孔的松弛。

(二)后天性

正常食管裂孔的直径约为2.5 cm。随着年龄的增长，构成食管裂孔的肌肉组织及膈食管膜弹力组织萎缩，食管裂孔增宽，同时固定食管的有关韧带松弛，使食管在腹压升高时(包括妊娠后期、肥胖、腹水、腹内巨大肿瘤、剧烈咳嗽、便秘、频繁呕吐和呃逆等)易滑入胸腔。此外，食管炎、食管溃疡引起的瘢痕收缩；癌浸润引起的食管缩短；胸椎后突；严重的胸腹部损伤和手术引起的食管或胃与食管裂孔正常位置的改变；手术引起的膈食管膜和膈食管裂孔的松弛均可导致本病。

三、临床分型

(一)滑动型食管裂孔疝

滑动型食管裂孔疝由食管的膈下段及胃底的一部分经食管裂孔突入胸腔所致，是一种轴型疝。虽然食管贲门-胃的轴性关系仍然存在，但贲门部抬高至膈以上。其疝囊下段为食管裂孔，疝囊上段为生理性下食管括约肌。滑动型食管裂孔疝占食管裂孔疝的90%，平卧时易出现，站立时消失。滑动型食管裂孔疝一般较小，且可复原，故患者可无任何临床症状，部分患者可合并反流性食管炎。

(二)食管旁疝

膈食管裂孔的左前缘薄弱或缺损，致胃底的一部分经食管的左前方突入胸腔。随着病程进展，缺损加重，可导致全胃疝入胸腔，形成巨大食管裂孔疝。食管旁疝较少见，也极少发生胃食管反流，但约1/3的巨大食管裂孔疝易发生嵌顿，故有重要临床意义。

(三)混合型食管裂孔疝

混合型食管裂孔疝最少见，是指滑动型和食管旁疝同时存在。其发生与膈食管裂孔过大有关，兼有滑动型食管裂孔疝和食管旁疝的特点。

四、临床表现

主要与反流性食管炎的症状有关，也可有某些消化不良的表现。

(一)胸骨后烧灼感或隐痛

胸骨后烧灼感或隐痛为滑动型食管裂孔疝的最常见症状。约1/3患者伴有胃食管反流而引起典型的反流性食管炎，表现为胸骨后、剑突下烧灼感或疼痛。疼痛可因嗳气、呃逆、平卧、弯腰、蹲下、咳嗽、饱食后用力屏气而诱发或加重，站立、半卧位、散步、呕吐后症状可减轻。反胃也是常见症状，有时可反出未完全消化的食物。症状的轻重与疝囊的大小有关，疝囊小者往往疼痛较重；疝囊大者则很少剧痛。

(二)吞咽困难

患者常在进食后有食物阻滞感；伴食管糜烂或溃疡者可有明显的吞咽疼痛。当长期糜烂性食管炎引起食管狭窄时可出现吞咽困难，当进食过快或进食过热、过冷、粗糙食物时更易发作。此外，食管旁疝即使无并发症，也易出现吞咽困难。

(三)贫血

15%的食管裂孔疝患者可伴有缺铁性贫血。部分患者贫血与上消化道出血有关。食管旁疝患者的贫血及消化道出血的发生率明显高于滑动型食管裂孔疝患者。除食管炎易引起出血外，较大疝囊本身也可出血。

(四)其他症状

患者可有反复嗳气、进食后上腹部不适、腹胀、胃食管反流引起的吸入性肺炎、巨大食管裂孔疝压迫心肺引起的气急、心悸、咳嗽、发绀等症状。

五、并发症

(一)糜烂性食管炎

约1/3的食管裂孔疝患者可并发食管炎;已有短食管者,食管炎发生率可达80%;50%的食管炎患者可有食管溃疡;病程长者可有食管缩短、狭窄。

(二)上消化道出血

25%～35%的食管裂孔疝患者可出现上消化道出血,多由反流性食管炎、食管溃疡或食管癌引起。单纯食管炎大多仅为少量出血,极少大出血。

(三)嵌顿及绞窄

滑动型可复性食管裂孔疝极少发生嵌顿或绞窄;食管旁疝可由裂孔口压迫胃底、胃扭转等引起胃血供障碍,形成嵌顿、绞窄或坏死,严重者可出现胃穿孔和大出血。

(四)食管癌

0.5%～1%的食管裂孔疝患者可并发食管癌,癌灶常位于鳞状上皮和柱状上皮交界处,其发生可能与Barret食管有关。

(五)其他

食管裂孔疝与胆石症、结肠憩室并存时为Saint三联征;与胆囊疾病、十二指肠溃疡并存时为Casten三联征。上述两种三联征的因果关系尚不明了,在鉴别诊断时应予以考虑。

六、辅助检查

(一)X线检查

X线检查是目前诊断食管裂孔疝的主要方法。对于临床上高度怀疑为食管裂孔疝但一次检查阴性者应重复检查,并取仰卧头低足高位以提高阳性率。钡剂造影可显示食管裂孔疝的直接征象及间接征象。

(二)上消化道内镜检查

可与X线检查相互补充,协助诊断。镜下可有以下表现:①食管下段齿状线上移;②食管腔内有潴留液;③贲门口扩大和松弛;④His角变钝;⑤胃底变浅;⑥膈食管裂孔宽大而松弛。

(三)高分辨率食管测压

食管裂孔疝时主要有以下表现:①食管下端括约肌测压时出现双高压力带,上区代表食管下段的内在压力,下区代表膈脚,二者分离提示存在食管裂孔疝。双高压带在滑动型食管裂孔疝中检出率较高,其特异性高于影像学和内镜下表现。②食管下端括约肌压力低于正常值。

七、诊断与鉴别诊断

根据患者的临床表现结合适当的辅助检查,本病诊断不难。食管裂孔疝所引起的临床症状需与以下疾病相鉴别。

(一)心绞痛

伴有反流性食管炎患者的胸痛可放射至左肩和左臂,含服硝酸甘油可缓解。此时心电图改变对两者的诊断最有帮助。有时上述两种情况可同时存在,因为从疝囊发出的迷走神经冲动可反射性地减少冠状动脉血流,诱发心绞痛。所以在临床分析时应考虑上述可能性。

(二)下食管和贲门癌

下食管和贲门癌易发生于老年患者中。癌组织浸润食管下段可破坏食管下端括约肌而引起胃食管反流和吞咽困难,应警惕此病。

(三)慢性胃炎

慢性胃炎可有上腹不适、反酸、胃灼热等症状,内镜检查及上消化道钡剂造影有助于鉴别。

(四)消化性溃疡

抑酸治疗效果明显,与食管裂孔疝治疗后的反应相似,但上腹不适、反酸、胃灼热等症状通常于空腹时发生,与体位变化无关。内镜检查可明确诊断。

(五)胆道疾病

除右上腹不适外,一般可有发热、白细胞计数增高等炎症表现。伴胆管炎的患者多有黄疸,肝酶增高。体检右上腹可有局限性压痛;超声检查及CT检查有助于诊断。

八、治疗

无症状、无并发症的滑动型食管裂孔疝者无须治疗;大多数有症状的食管裂孔疝患者仅需内科治疗;有严重并发症的滑动型食管裂孔疝患者和食管旁疝患者应手术治疗。

(一)内科治疗

主要目的是降低腹腔压力,减少反流,缓解症状,减少并发症。治疗原则主要是消除疝形成的诱因,控制胃食管反流,促进食管排空,以及减少胃酸分泌。

(二)外科治疗

2%～4%的患者需要手术。

(1)手术指征包括:①症状经内科长期治疗无缓解。②有重度反流性食管炎、食管狭窄、上消化道大出血、食管癌等严重并发症。③长期消化道出血合并贫血。④食管裂孔疝发生急性嵌顿或绞窄。⑤食管旁疝,尤其是疝囊较大者。

(2)手术原则:①复位疝内容物;②修补松弛薄弱的食管裂孔;③防治胃食管反流;④保持胃液流出道通畅;⑤兼治并存的并发症。

(3)手术主要包括疝修补术及抗反流手术。常用的术式有:①贲门前固定术;②后方胃固定术;③经腹胃底折叠术;④Belsey 4 点手术。近年来由于内镜手术发展迅速,上述部分手术可通过胸腔镜或腹腔镜完成。文献报道术后早期症状完全缓解率为 80%～90%,失败率仅为 5%,10%的患者术后反流复发。

第三节　食管憩室

食管憩室一般病史较长,发展缓慢,属良性病变。不同部位的食管憩室,临床表现各异。通过 X 线钡剂和内镜检查可以发现食管憩室和假性憩室。多不需要手术切除憩室。可以行狭窄扩张术、抗反流治疗及应用钙通道阻滞剂。

一、咽-食管憩室

咽-食管憩室在食管憩室中最常见,是由咽-食管连接区的黏膜在环状软骨近侧的咽后壁肌肉缺陷处膨出而所致。当吞咽时下咽部压力增加,局部黏膜自环咽肌薄弱处膨出从而形成咽-食管憩室。

上消化道钡剂造影时的发现率为 0.1%,其中 70%发生于 70 岁以上者。男性约占 2/3,多位于左颈部咽-食管连接区。患者中食管裂孔疝的发病率明显高于正常人群。

初期憩室很小，可无任何症状，随着憩室逐步增大，临床表现为轻度吞咽困难，潴留在憩室里的食物可反流入口腔。饭后及睡眠时易发生呛咳。晚期表现有喉返神经受压引起的声嘶，饮水时有气过水声及反复发作的吸入性肺炎。体检时可在锁骨上方颈根部发现面团样肿块，按压时发出水过气声。

X线钡剂侧位造影有助于诊断。憩室内发生肿瘤者，需手术治疗。

二、食管中段憩室

食管中段憩室较少见，为牵拉性的真性憩室。憩室一般不大，直径多在1～2 cm，呈锥形，无颈。多数患者无症状；部分患者出现胸骨后疼痛、胃灼热感；少数患者有吞咽困难；极少数患者发生纵隔脓肿或食管气管瘘。无症状者不需要手术治疗。

三、膈上食管憩室

膈上食管憩室在食管憩室中最少见，男性多见，常发生在贲门食管连接之处的上方，食物易潴留，不易排出。常伴食管痉挛、贲门痉挛、反流性食管炎或食管裂孔疝。诊断依赖X线检查，CT扫描可鉴别纵隔肿瘤、脓肿。无症状者不需治疗，有明显症状(如吞咽障碍、胸骨后疼痛及癌变)者需做手术切除。

四、食管壁内假性憩室

食管壁内假性憩室多因黏膜下腺体炎症，炎症细胞浸润压迫腺体造成腺体阻塞，扩张形成吸袋，多继发于食管痉挛、胃食管反流和念珠菌病等患者中。憩室常规则地分布于整个食管，憩室很小，常为1～3 mm。随着炎症及病情逐渐发展，70%～90%存在食管狭窄。大部分患者表现为间歇性吞咽困难，并伴有胸骨后疼。

第四节 食管肿瘤

一、食管良性肿瘤

食管良性肿瘤在临床上比较少见，占食管肿瘤的10%以下，一般发病年龄较食管癌小，病程进展缓慢。Nemir根据其组织来源分为3类。

(一)上皮性肿瘤

上皮性肿瘤分为 2 种。①鳞状上皮:乳头状瘤、囊肿;②腺上皮:腺瘤、息肉。

(二)非上皮性肿瘤

非上皮性肿瘤分为 3 种。①肌瘤:平滑肌瘤、纤维肌瘤、脂肪肌瘤、纤维瘤;②血管来源:毛细血管瘤、淋巴管瘤;③中胚叶及其他来源:脂肪瘤、黏液纤维瘤、网织内皮瘤、巨细胞瘤、神经纤维瘤、骨软骨瘤。

(三)异位组织

来自先天性异位组织的肿瘤,如胃黏膜、胰腺、甲状腺结节、皮脂腺、色素母细胞、颗粒母细胞瘤。

既往认为最常见的食管良性肿瘤为平滑肌瘤,但目前多将平滑肌瘤归入胃肠道间质瘤范畴。食管平滑肌瘤直径<5 cm 者很少引起症状,临床表现无特异性,诊断主要依靠食管 X 线钡剂造影、内镜检查和超声内镜检查。超声内镜检查的表现主要为凸入食管腔的半圆形、椭圆形、结节状肿物,可随吞咽、呼吸上下移动,肿物表面黏膜光滑完整,皱襞消失,黏膜内血管清晰可见,用镜头触压肿物有滑动感。由于食管平滑肌瘤位于食管肌层,镜下咬取活检位置往往较浅,难以取到肿瘤组织。

超声内镜下食管良性肿瘤多表现为境界清晰的弱回声占位病变,位于黏膜下层或固有肌层,但脂肪瘤则表现为黏膜下层境界清晰的强回声肿块。超声内镜检查还能准确地将食管良性肿瘤与食管外压性疾病相鉴别。

食管息肉、腺瘤可通过内镜下摘除,黏膜下隆起怀疑胃肠道间质瘤者应手术治疗。

二、食管癌

食管癌是主要起自食管鳞状上皮和柱状上皮的恶性肿瘤,其中,食管鳞癌约占 90%,食管腺癌约占 10%,罕见有平滑肌肉瘤、黑色素瘤、淋巴瘤、浆细胞瘤及转移癌等。我国是食管癌的高发区,也是食管癌病死率最高的国家之一,19 个县市年死亡率超过 100/10 万人,年死亡率最高者达 303.37/10 万人。食管癌最典型的临床表现为进行性吞咽困难。

(一)流行病学

本病发病情况在不同国家和地区相差悬殊,同一国家的不同地方或不同民族之间也有明显差异。高发地区和低发地区的发病率可相差 60 倍,我国食管鳞癌新发病例数约占世界新发鳞癌总数的53%，腺癌则占世界的18%。我国食管癌发病数和死亡数均占世界同期的49%，农村发病率与死亡率年龄标化后两者差距超过2倍。近年来，城市的食管癌死亡率下降了29.21%，但男性食管癌发病率与死亡率仍高于女性，男女比例接近2∶1。

(二)病因与发病机制

本病的确切病因尚未完全清楚，但某些理化因素的长期刺激和食物中致癌物质，尤其是硝酸盐类物质过多是发生食管癌的重要病因，同时食物中微量元素和矿物质的缺乏、酗酒、抽烟、基因突变、遗传因素等也可能导致本病的发生。

1.饮食和生活方式

(1)真菌霉素的致癌作用早为人们所注意。镰刀菌、白地霉、黄曲霉和黑曲霉等真菌不但能将硝酸盐还原成亚硝酸盐，还能增加亚硝胺的合成。维生素A、维生素E、维生素C等的缺乏可加强硝酸盐类物质的致癌作用。

(2)吸烟和饮酒因素：吸烟、饮酒是食管鳞癌明确的危险因素。

(3)口腔卫生因素：口腔卫生条件差，增加患食管鳞癌的风险。

2.遗传背景

我国食管癌的发病有明显的家族聚集现象，这与人群的易感性与环境条件有关。目前已发现，高发区内与家族共同生活20年以上的食管癌患者占1/2。在某些癌症高发家族中，常有抑癌基因，如*p*53基因的点突变或等位基因的杂合性丢失。在这类人群中，如有后天因素引起另一条等位基因的突变，抑癌基因就会失活而形成肿瘤。

3.感染因素

人乳头瘤病毒感染是一些食管癌高发区的重要致病因素，尤其是人乳头瘤病毒-16与食管鳞癌的发生呈正相关，人乳头瘤病毒感染者患食管鳞癌的风险比常人升高近3倍。

4.其他因素

Barrett食管是指食管下段的复层鳞状上皮被化生的单层柱状上皮所替代的一种病理现象，可伴有肠上皮化生，Barrett食管相关异型增生则是腺癌的癌前病变。贲门失弛缓症患者进展为食管鳞癌的风险是正常人的16～33倍。

(三)病理

食管癌可发生在下咽部到食管-胃接合部之间的任何部位。我国统计资料显示，食管中段最多，为52.69%～63.33%，下段次之，为24.95%～38.92%，上段最少。

1.临床病理分期

食管癌的临床病理分期对治疗方案的选择及疗效评定有重要意义。

(1)早期食管癌及癌前病变的内镜下分型(表2-1)：依照巴黎分型标准和巴黎分型标准更新版。

(2)病变层次分类：见表2-2。

表2-1　早期食管癌及癌前病变的内镜下分型

分型	分类	病变层次
0～Ⅰ型隆起型病变	0～Ⅰp(有蒂型)0～Ⅰs(无蒂型)	隆起高度达1.0 mm
0～Ⅱ型平坦型病变	0～Ⅱa(轻微隆起)0～Ⅱb(平坦) 0～Ⅱc(轻微凹陷)	鉴于0～Ⅰ及0～Ⅲ型之间
0～Ⅲ型凹陷性病变	0～Ⅲ	凹陷深度达0.5 mm

表2-2　早期食管癌病变层次分类

分型	分类	浸润层次
原位癌/重度异性增生	M_1	M_1：病变仅局限于上皮内未突破基膜
黏膜内癌	M_2	M_2：病变突破基膜，浸润黏膜固有层
	M_3	M_3：病变浸润黏膜肌层
黏膜下癌	SM_1	SM_1：病变浸润黏膜下层上1/3
	SM_2	SM_2：病变浸润黏膜下层中1/3
	SM_3	SM_3：病变浸润黏膜下层下1/3

(3)病变内镜下形态与病变层次的关系：黏膜内癌通常表现为0～Ⅱb型、0～Ⅱa型及0～Ⅱc型，病灶表面光滑或呈规则的小颗粒状；黏膜下癌通常为0～Ⅰ型及0～Ⅲ型，病灶表面呈不规则粗颗粒状或凹凸不平小结节状。应用上述标准，可初步预测病变所达层次。我国学者将早期食管癌病理形态分为隐伏型(充血型)、糜烂型、斑块型和乳头型，隐伏型多为原位癌；糜烂型大部分为原位癌，部分为早期浸润癌，癌细胞分化较差；斑块型最多见，大部分为早期浸润癌，癌细胞分化较好；乳头型主要为早期浸润癌，癌细胞分化一般较好。

2.病理形态分型

(1)早期食管癌:按其形态可分为隐伏型、糜烂型、斑块型和乳头型。国内有人对100例早期食管癌大体形态进行研究后建议,除上述4型外,增加表浅糜烂型和表浅隆起型。显微镜下可见肿瘤侵及黏膜下层或黏膜肌层,包括斑块型、乳头型、表浅糜烂型、表浅隆起型等,其中斑块型是最常见的早期食管癌,占总数的1/2左右。

(2)进展期食管癌:可分为髓质型、蕈伞型、溃疡型、缩窄型、腔内型。除上述分型外,临床还常见两型同时存在的混合型,此外,尚有5%无法确定其类型。

(3)组织学分型:鳞癌最多,约占90%;腺癌较少见,又可分为单纯腺癌、腺鳞癌、黏液表皮样癌和腺样囊性癌4个亚型;食管上、中段绝大多数为鳞癌,而下段则多为腺癌。

(四)食管癌的扩散和转移方式

1.食管壁内扩散

食管癌旁上皮的底层细胞癌变是肿瘤的表面扩散方式之一。癌细胞还常沿食管固有膜或黏膜下层的淋巴管浸润。

2.直接浸润邻近器官

食管上段癌可侵入喉部/气管及颈部软组织,甚至侵入甲状腺;食管中段癌可侵入支气管,形成支气管-食管瘘,也可侵入胸导管、奇静脉、肺门及肺组织,部分可侵入肺动脉,形成食管-主动脉瘘,引起大出血致死;食管下段癌可累及心包。受累脏器的频度依次为肺和胸膜、气管和支气管、脊柱、心包、主动脉、甲状腺及喉等。

3.淋巴转移

食管中段癌常转移至食管旁或肺门淋巴结;食管下段癌常转移至食管旁、贲门旁、胃左动脉及腹腔等淋巴结,偶可至上纵隔及颈部淋巴结。淋巴转移的频度依次为纵隔、腹部、气管及气管旁、肺门及支气管旁。

4.血行转移

血行转移多见于晚期患者。常见的转移部位依次为肝、肺、骨、肾、肾上腺、胸膜、网膜、胰腺、心、甲状腺和脑等。

(五)临床表现

1.早期症状

在食管癌的早期,局部病灶刺激食管,如炎症、肿瘤浸润、食管黏膜糜烂、表浅溃疡引起食管蠕动异常或痉挛。症状一般较轻，持续时间较短，常反复出现，持续时间可为1～2年。临床表现为胸骨后不适、烧灼感或疼痛，食物通过时局部有异物感或摩擦感，吞咽食物有停滞感或轻度梗阻感。食管下段癌还可引起剑突下或上腹部不适、呃逆、嗳气。

2.后期症状

(1)吞咽困难是食管癌的典型症状。吞咽困难在开始时常为间歇性，可以因食物堵塞或局部炎症水肿而加重，也可因肿瘤坏死脱落或炎症消退而减轻。但总趋势呈持续性存在，进行性加重，如出现明显吞咽障碍时，肿瘤常已累及食管周径的2/3以上。吞咽困难的程度与食管癌的病理类型有关，缩窄型癌和髓质型癌较为严重。有约10%患者就诊时可无明显吞咽困难。

(2)反流：食管癌的浸润和炎症反射性地引起食管腺及唾液腺黏液分泌增加。当肿瘤增生造成食管梗阻时，黏液积存于食管内引起反流，患者可以表现为频繁吐黏液，所吐黏液中可混有食物、血液等，反流还可引起呛咳，甚至引起吸入性肺炎。

(3)疼痛：胸骨后或背部肩胛间区持续性疼痛常提示食管癌已向外浸润，引起食管周围炎、纵隔炎，疼痛也可由肿瘤导致的食管深层溃疡引起；下胸段或贲门部肿瘤引起的疼痛可位于上腹部。

(4)其他：肿瘤侵犯大血管，特别是胸主动脉而造成致死性大出血；肿瘤压迫喉返神经可致声音嘶哑，侵犯膈神经可致呃逆；压迫气管或支气管可致气急或干咳等。

3.体征

早期体征不明显。晚期因患者进食困难，营养状况日趋恶化，患者可出现消瘦、贫血、营养不良、失水和恶病质。当肿瘤有转移时，可有大量腹水形成。

(六)辅助检查

1.影像学检查

(1)食管钡剂造影：目前较多指南不推荐使用上消化道钡剂造影进行早期食管鳞癌及癌前病变的诊断。

(2)食管CT检查：CT检查是目前国内在进行食管癌临床分期时应用最为普遍的影像学手段。CT检查对食管癌术前T分期和N分期诊断的准确率超过70%。对局部淋巴结及腹腔淋巴结转移诊断的敏感性均不如超声内镜检查。CT检查诊断远处转移的敏感性和特异性分别为52%和91%。

(3)正电子发射断层成像：敏感性及特异性较低，分别为57%和85%。

2.内镜检查

(1)普通白光内镜:食管黏膜病灶有以下几种状态。①红区;②糜烂灶;③斑块;④结节;⑤黏膜粗糙;⑥局部黏膜上皮增厚的病灶。内镜医师应提高对上述特征的认识,在检查时注意观察黏膜的细微变化,锁定可疑区域是开展后续精查的基础。

(2)色素内镜:将各种染料散布或喷洒在食管黏膜表面后,使病灶与正常黏膜在颜色上形成鲜明对比,更清晰地显示病灶范围,并指导指示性活检。色素内镜包括:①碘染色;②甲苯胺蓝染色;③联合染色:如碘液-甲苯胺蓝染色法和碘液-亚甲蓝染色法对早期食管鳞癌及癌前病变检出的准确率高于单一碘染色,且对病变浸润程度评估也有一定价值。

(3)电子染色内镜通过特殊的光学处理实现对食管黏膜的电子染色,比白光内镜能更清楚显示黏膜表面结构、微血管形态及病变范围,又可弥补色素内镜的染色剂不良反应及染色耗时长等不足。

窄带成像技术已广泛应用于临床,其对早期食管癌的诊断价值已得到公认。窄带成像技术在食管鳞癌筛查方面较普通白光内镜有明显优势。利用窄带成像技术结合放大内镜观察食管上皮乳头内毛细血管袢和黏膜微细结构,有助于更好地区分病变与正常黏膜及评估病变浸润深度,这已成为早期食管癌内镜精查的重要手段。智能电子分光技术将白光分解成不同波段,可进行多达50种光谱组合,从而获得不同黏膜病变的最佳图像,能较清晰显示病变部位,可作为碘染色的重要补充。

(4)放大内镜:有利于观察组织表面显微结构和黏膜微血管网形态特征的细微变化,尤其在与电子染色内镜相结合时,其对黏膜特征显示更为清楚,可提高早期食管癌诊断的准确性,指导治疗方式的选择。

(5)共聚焦激光显微内镜:可将组织放大至1 000倍,从微观角度显示细胞及亚细胞结构,在无须活检的情况下即可从组织学层面区分病变与非病变区域,实现“光学活检”的效果。

(6)蓝激光内窥系统:蓝激光内窥系统可提供4种观察模式,为消化道疾病的诊疗提供全面的观察方法。

(7)超声内镜检查:超声内镜检查下早期食管癌的典型表现为局限于黏膜层且不超过黏膜下层的低回声病灶。超声内镜检可清楚显示食管壁层次结构的改变、食管癌浸润深度及病变与邻近器官的关系,分期准确性可为74%~86%,但对浸润深度诊断的准确性易受病变大小及部位影响。

(七)诊断与鉴别诊断

1.诊断

依据临床表现和辅助检查,典型的食管癌诊断并无很大困难,但早期食管癌的诊断常因患者缺乏明显症状而延误。对食管癌高发区的高危人群做普查是一项发现早期食管癌、降低食管癌相关死亡率的重要工作。各种内镜特别是超声内镜检查结合病理检查对早期食管癌的诊断价值最大。

2.鉴别诊断

(1)贲门失弛缓症:吞咽困难也是本病的明显症状之一,但其达到一定程度后即不再加重,情绪波动可诱发症状的发作。食管钡剂造影时,可见食管下端呈光滑的漏斗状或鸟嘴状狭窄;食管测压对本病的诊断有重要价值。

(2)食管良性狭窄:可由误吞腐蚀剂、食管灼伤、异物损伤、慢性溃疡引起的瘢痕所致,食管钡剂造影可见食管狭窄、黏膜消失、管壁僵硬,狭窄与正常食管段逐渐过渡。内镜加直视下活检可明确诊断。

(3)食管良性肿瘤:主要为少见的平滑肌瘤。吞咽困难较轻,进展慢,病程长。食管钡剂造影、内镜检查及超声内镜检查有助于诊断。

(4)食管周围器官病变:如纵隔肿瘤、主动脉瘤、甲状腺肿大、心脏增大等均可造成食管不同程度的狭窄,食管钡剂造影等有助于鉴别。

(5)癔症球又称梅核气,多见于青年女性,时有咽部异物感,但对进食无妨碍,其发病常与精神因素有关。

(八)治疗

食管癌的治疗方法主要为外科手术及包括放射治疗(简称放疗)、化学治疗(简称化疗)、经内镜治疗等在内的非手术治疗,目前,还推崇手术与放疗、化疗相结合的综合治疗方法。

1.内镜下切除治疗

与传统外科手术相比,早期食管癌及癌前病变的内镜下切除具有创伤小、并发症少、恢复快、费用低等优点,且二者疗效相当,5 年生存率可达 95%。原则上,无淋巴结转移或淋巴结转移风险极低、残留和复发风险低的病变均适合进行内镜下切除。早期食管癌常用的内镜切除技术主要包括内镜下黏膜切除术、内镜下黏膜剥离术等。

(1)早期食管癌和癌前病变内镜下切除的绝对适应证:①病变局限在上皮层或黏膜固有层(M_1、M_2);②食管黏膜重度异型增生。

（2）早期食管癌和癌前病变内镜下切除的相对适应证：①病变浸润黏膜肌层或黏膜下浅层（M_3、SM_1），未发现淋巴结转移证据；②范围＞3/4 环周、切除后狭窄风险大的病变可视为内镜下切除的相对适应证，但应向患者充分告知术后狭窄等风险。

（3）早期食管癌和癌前病变内镜下切除的绝对禁忌证：①明确发生淋巴结转移的病变；②若术前判断病变浸润至黏膜下深层，有相当比例患者内镜下切除无法根治，原则上应行外科手术治疗；③一般情况差、无法耐受内镜手术者。

（4）早期食管癌和癌前病变内镜下切除的相对禁忌证：①非抬举征阳性；②伴发凝血功能障碍及服用抗凝剂者，在凝血功能纠正前不宜手术；③术前判断病变浸润至黏膜下深层，患者拒绝或不适合外科手术者。

2.手术

手术切除是食管癌治疗的首选方法。手术适应证为非手术治疗无效或复发病例，尚无局部明显外侵或远隔转移征象。手术禁忌证为有心脏、肺等脏器功能不全者。影响手术治疗预后的因素有切除是否彻底、癌的分期、有无淋巴结转移及肿瘤外侵程度等。早期食管癌的手术切除率为 100%，手术死亡率为 0～2.9%，5 年和 10 年生存率分别为 90%和 60%。

3.放疗

食管癌主要是鳞癌，对放疗较敏感。放疗的适应证较外科手术宽，早、中期患者如因病变部位高而不愿手术，或因有手术禁忌证而不能手术者均可做放疗。对晚期患者，即使已有左锁骨上淋巴结转移者也应尽量做姑息治疗，但已穿孔或有腹腔淋巴结、肝、肺或骨的广泛转移时，则不宜再做放疗。放疗最常见的不良反应和并发症为放射性食管炎、气管炎、食管穿孔、食管-气管瘘和出血。放疗中食管穿孔、食管-气管瘘和出血大多由肿瘤外侵、放疗后退缩所致，并非超量放射损伤。

4.化疗

化疗通常用于不能手术或放疗的晚期患者，其疗效虽不是最好的，但对于预防和治疗食管癌的全身转移，化疗是目前唯一确切有效的方法，因此化疗在食管癌的治疗中占有重要位置。单药化疗有效率为 6%～37%，联合化疗的有效率为 10%～86%。美国国立综合癌症网络推荐术前化疗采用以氟尿嘧啶/顺铂或紫杉醇为主的方案，术后化疗采用以紫杉醇为主的方案。联合氟尿嘧啶＋顺铂或氟尿嘧啶＋奈达铂方案是研究最多和使用最多的方案，报道的有效率为 20%～50%；如：顺铂 80～100 mg/m^2，第 1～3 天静脉滴注；氟尿嘧啶 500～750 mg/m^2，第 1～

5天；每一个疗程为3个周期；或奈达铂80～100 mg/m^2，第1天静脉滴注2小时；氟尿嘧啶500～750 mg/m^2，第1～5天；每4周为1个周期，1个疗程为3个周期。

5.综合治疗

食管癌的综合治疗主要有4种形式：术前放疗或术后放疗，化疗后手术，化疗加放疗后再手术，放疗加化疗。资料表明，到目前为止，术前加化疗和放疗的疗效最显著，其手术切除率为49%～91%，5年生存率为34%。有关研究的病例数均较少，随访时间也较短，其疗效有待进一步的研究。

(九)预防

(1)改变不良饮食习惯，不吃霉变食物，少吃或不吃酸菜。

(2)改良水质，减少饮水中亚硝酸盐含量。

(3)推广微量元素肥料，纠正土壤中缺乏硒、钼等元素的状况。

(4)积极治疗反流性食管炎、贲门失弛缓症、Barrett食管等与食管癌相关的疾病，同时积极应用维生素E、维生素C、维生素B_2、叶酸等治疗食管上皮增生以阻断癌变过程。

(5)易感人群监测，普及防癌知识，提高防癌意识。

第三章

胃 部 疾 病

第一节　应激性溃疡

应激性溃疡(stress ulcer，SU)又称急性胃黏膜病变(acute gastric mucosal lesion，AGML)或急性应激性黏膜病(acute stress mucosal lesion，ASML)，是指机体在各类严重创伤或疾病等应激状态下发生的食管、胃或十二指肠等部位黏膜的急性糜烂或溃疡。Curling 最早观察到严重烧伤患者易发急性胃十二指肠溃疡出血。之后，Cushing 报道颅脑损伤患者易伴发 SU。现已证实，SU 在重症患者中很常见，75%～100%的重症患者在进入重症监护室 24 小时内就会发生 SU。0.6%～6%的 SU 并发消化道大出血，而一旦并发消化道大出血，约 50%患者会死亡。SU 病灶通常较浅，很少侵及黏膜肌层以下，穿孔少见。

一、病因

诱发 SU 的病因较多，常见病因包括严重创伤及大手术后、全身严重感染、多脏器功能障碍综合征和/或多脏器功能衰竭、休克及心肺脑复苏后、心脑血管意外、严重心理应激等。其中由严重烧伤导致者又称 Curling 溃疡，继发于重型颅脑外伤的又称 Cushing 溃疡。

二、病理生理

目前认为 SU 的发生是胃运动、分泌、血流、胃肠激素等多种因素的综合作用，使损伤因素增强，胃黏膜防御作用减弱，不足以抵御胃酸和胃蛋白酶的侵袭，最终导致胃黏膜损害和溃疡形成(图 3-1)。

正常生理状态下，胃十二指肠黏膜具有一系列防御和修复机制，以抵御各种侵袭因素的损害，维持黏膜的完整性。这些防御因素主要包括上皮前的黏液和碳酸氢盐屏障、上皮细胞及上皮后的微循环。

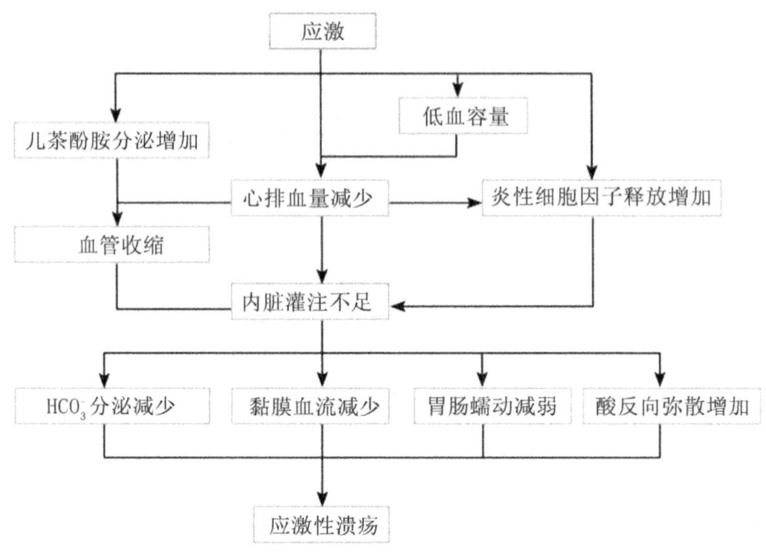

图 3-1　SU 病理生理

(一)黏液和碳酸氢盐屏障

胃黏液是由黏膜上皮细胞分泌的一种黏稠、不溶性的冻胶状物，其主要成分为糖蛋白，覆盖在胃黏膜表面形成黏液层，此层将胃腔与黏膜上皮细胞顶面隔开，并与来自血流或细胞内代谢产生的 HCO_3^- 一起构成黏液和碳酸氢盐屏障。黏液层是不流动层，H^+ 在其中扩散极慢，其中的 HCO_3^- 可充分与 H^+ 中和，并造成黏液层的胃腔侧与黏膜侧之间存在 pH 梯度，从而减轻胃酸对黏膜上皮细胞的损伤。

(二)胃黏膜屏障

胃黏膜上皮细胞层是保护胃黏膜的重要组成部分，胃腔面的细胞膜由脂蛋白构成，可阻碍胃腔内 H^+ 顺浓度梯度进入细胞内，避免了细胞内 pH 降低。同时上皮细胞能在黏膜受损后进行快速迁移和增生，加快黏膜修复。

(三)黏膜血流

可为黏膜提供氧、营养物质及胃肠肽类激素等以维持其正常功能，还可及时有效清除代谢产物和逆向弥散至黏膜内的 H^+，维持局部微环境稳定。此外，胃黏膜内存在许多具有细胞保护作用的物质，如促胃泌素、前列腺素、生长抑素、表皮生长因子等，有保护细胞，抑制胃酸分泌，促进上皮再生的作用。

在创伤、休克等严重应激情况下，黏膜上皮细胞功能发生障碍，不能产生足够的 HCO_3^- 和黏液，黏液和碳酸氢盐屏障受损；同时交感神经兴奋，使胃的运动功能减弱，幽门功能紊乱，十二指肠内容物反流入胃，加重对胃黏膜屏障的破坏。应激状态下胃黏膜缺血坏死和微循环障碍会使黏膜上皮细胞更新减慢。应激时前列腺素水平降低，儿茶酚胺大量释放，可激活并产生大量活性氧，其中的超氧离子可使细胞膜脂质过氧化，破坏细胞完整性，并减少核酸合成，使上皮细胞更新速度减慢，加重胃黏膜损伤。活性氧还可与血小板活化因子、白三烯、血栓素等相互作用，参与多种原因所致的 SU 发病过程。

三、临床表现

消化道出血是 SU 的主要表现，可出现呕血和/或黑便，或仅有胃液或粪便隐血试验阳性。出血的显著特点是具有间歇性，可间隔多天，这种间歇特性可能是由原有黏膜病灶愈合同时又有新病灶形成所致。消化道出血量大时常有血压下降，心率增快，直立性晕厥，皮肤湿冷，尿少等外周循环衰竭表现；连续出血可导致血红蛋白含量下降，血尿素氮增多，甚至出现重要脏器功能衰竭。除出血外，SU 可出现上腹痛、腹胀、恶心、呕吐、反酸等消化道症状，但较一般胃十二指肠溃疡病轻。SU 常并发于严重疾病或多个器官损伤，其临床表现容易被原有疾病掩盖。

四、辅助检查

（一）胃镜检查

胃镜检查是目前诊断 SU 的主要方法。病变多见于胃体部及胃底部，胃窦部少见，仅在病情发展或恶化时才累及胃窦部。胃镜下可见胃黏膜充血、水肿、点片状糜烂、出血，以及大小不一的多发性溃疡，溃疡边缘整齐，可有新鲜出血或血斑。Curling 溃疡多发生在胃和食管，表现为黏膜局灶性糜烂，糜烂局部可有点片状或条索状出血，或呈现大小不等的瘀点及瘀斑，溃疡常为多发，形态不规则，境界清楚，周围黏膜水肿不明显，直径多在 0.5～1 cm。Curling 溃疡内镜下的表现与其他类型 SU 相似，但病变形态多样，分布较广，病程后期胃黏膜病变处因细菌感染可见脓苔。

（二）介入血管造影

行选择性胃十二指肠动脉造影时，若病灶活动性出血量＞0.5 mL/min，可于出血部位见到造影剂外溢、积聚，有助于出血定位。但阴性结果并不能排除 SU。

(三)其他检查

X 线钡剂造影不适用于危重患者,诊断价值较小,现已很少应用。

五、诊断

SU 的诊断主要靠病史和临床表现。中枢神经系统病变(颅内肿瘤、外伤、颅内大手术等)、严重烧伤、外科大手术、创伤和休克、脓毒血症和尿毒症等患者出现上腹部疼痛或消化道出血时,要考虑到 SU 的可能,确诊有赖于胃镜检查。

六、治疗

(一)抑酸治疗

目标是使胃内 pH>4,并延长 pH>4 的时间,从而降低 SU 的严重程度,治疗和预防 SU 并发的出血。目前常用的抑酸药主要有 H_2 受体拮抗剂和质子泵抑制剂。H_2 受体拮抗剂可拮抗胃壁细胞膜上的 H_2 受体,抑制基础胃酸分泌,也抑制组胺、胰岛素、促胃泌素、咖啡因等引起的胃酸分泌,降低胃酸,保护胃黏膜,并通过干扰组胺作用,间接影响垂体激素的分泌和释放,从而达到控制 SU 出血的作用。常用药物有雷尼替丁(100 mg 静脉滴注,2~4 次/天),法莫替丁(20 mg静脉滴注,2 次/天)。质子泵抑制剂能特异性作用于胃黏膜壁细胞中的 H^+-K^+-ATP酶,使其不可逆性失活,从而减少基础胃酸分泌和各种刺激引起的胃酸分泌,保护胃黏膜,缓解胃肠血管痉挛状态,增加因应激而减少的胃黏膜血流,显著降低出血率和再次出血的发生率。但质子泵抑制剂减少胃酸的同时也降低胃肠道的防御功能,有利于革兰氏阴性杆菌生长,不利于对肺部感染及肠道菌群的控制,长期应用还可引起萎缩性胃炎等,并可能与社区获得性肺炎或医院获得性肺炎相关。常用药物如奥美拉唑和潘妥拉唑,40 mg 静脉滴注,2 次/天。

(二)保护胃黏膜

前列腺素 E_2 可增加胃十二指肠黏膜的黏液和碳酸氢盐分泌,改善黏膜血流,增强胃黏膜防护作用,同时可抑制胃酸分泌。硫糖铝、氢氧化铝凝胶等可黏附于胃壁起到保护胃黏膜的作用,并可以降低胃内酸度。可从胃管反复灌注药物。

(三)其他药物

近年来的研究认为氧自由基的大量释放是 SU 的重要始动因子之一,别嘌醇、维生素 E 及中药复方丹参、小红参等具有拮抗氧自由基的作用,但临床实际效果还需循证医学方法证实。

(四)SU 并发出血的处理

一般先采用非手术疗法,包括输血、留置胃管持续胃肠负压吸引、使用抑酸药物、冰盐水洗胃等。有条件时可行介入治疗,即行选择性动脉插管(胃左动脉)后灌注血管升压素。另外,如果患者情况可以耐受,可行内镜下止血,如金属钛夹止血术、套扎止血术、局部应用组织黏附剂和药物止血、黏膜内或血管内注射止血剂、高频电和氩离子凝固止血等。若非手术治疗无效,对持续出血或短时间内反复大量出血,范围广泛的严重病变,需及时手术治疗,原则是根据患者全身情况、病变部位、范围大小及合并症等选择最简单有效的术式。病变范围不大或十二指肠出血为主者,多主张行胃大部切除术或胃大部切除术加选择性迷走神经切断术。若病变范围广泛,弥散性大量出血,特别是病变波及胃底者,可视情况保留 10%左右的胃底,或行全胃切除术,但全胃切除术创伤大,应谨慎用于 SU 患者。

七、预防

预防 SU 的基本原则是积极治疗原发病,纠正休克和抑制胃酸。具体措施包括积极治疗原发病和防治并发症;维护心肺等重要器官正常功能;及时纠正休克,维持有效循环容量;控制感染;维持水、电解质及酸碱平衡;预防性应用抑酸药物;避免应用激素及阿司匹林、吲哚美辛等非甾体抗炎药;对有腹胀及呕吐者留置胃管减压,以降低胃内张力,减轻胃黏膜缺血和十二指肠反流液对胃黏膜的损害。

第二节 胃 扭 转

胃扭转是胃固定机制发生障碍,或胃本身及其周围系膜(器官)异常,使胃沿不同轴向发生部分或完全的扭转。胃扭转最早由 Berti 在尸检中发现。

本病可发生于任何年龄,多见于 30～60 岁,男女无差异。15%～20%胃扭转发生于儿童,多见于 1 岁以前,常同先天性膈缺损有关。67%的胃扭转患者为继发性,最常见的是食管旁疝的并发症,也可能同其他先天性或获得性腹部异常有关。

一、分类

(一)按病因分类

1.原发性胃扭转

致病因素主要是胃的支持韧带有先天性松弛或过长,再加上胃运动功能异常,如饱餐后胃的重量增加,容易导致胃扭转。除解剖学因素外,急性胃扩张、剧烈呕吐、横结肠胀气等也是胃扭转的诱因。

2.继发性胃扭转

为胃本身或周围脏器的病变造成,如食管裂孔疝、先天性及后天性膈肌缺损、胃穿透性溃疡、胃肿瘤、脾脏肿大等疾病,也可由胆囊炎、肝脓肿等造成胃粘连牵拉引起胃扭转。

(二)以胃扭转的轴心分类

1.器官轴型(纵轴)胃扭转

此类型较少见。胃以贲门至幽门的连线为轴心向上旋转。造成胃大弯向上、向左移位,位于胃小弯上方,贲门和胃底的位置基本无变化,幽门则指向下。横结肠也可随胃大弯向上移位。这种类型的旋转可以在胃的前方或胃的后方,但以前方多见。

2.系膜轴型(横轴)胃扭转

此类型最常见。胃以大、小弯中点的连线为轴发生旋转,又可分为两个亚型:一个亚型是幽门由右向上、向左旋转,胃窦转至胃体之前,有时幽门可达到贲门水平,右侧横结肠也可随胃幽门窦部移至左上腹;另一亚型是胃底由左向下、向右旋转,胃体移至胃窦之前。系膜轴型扭转造成胃前后对折,使胃形成两个小腔。这类扭转中膈肌异常不常见,多为胃部手术并发症或为特发性,典型的为慢性不完全扭转,食管胃连接部并无梗阻,胃管或内镜多可通过。

3.混合型胃扭转

较常见,兼有器官轴型胃扭转及系膜轴型胃扭转两者的特点。

(三)按扭转范围

1.完全型扭转

整个胃除与横膈相附着的部分以外都发生扭转。

2.部分型扭转

仅胃的一部分发生扭转,通常是胃幽门终末部发生扭转。

(四)按扭转的性质

1.急性胃扭转

发病急,呈急腹症表现。常与胃解剖学异常有密切关系,在不同的诱因激发下起病。如食管裂孔疝、膈疝、胃下垂、胃的韧带松弛或过长。剧烈呕吐、急性胃扩张、胃巨大肿瘤、横结肠显著胀气等可成为胃的位置突然改变而发生扭转的诱因。

2.慢性胃扭转

有上腹部不适,偶有呕吐等临床表现,可以反复发作。慢性胃扭转多为继发性,除膈肌的病变外,胃本身或上腹部邻近器官的疾病,如穿透性溃疡、肝脓肿、胆道感染、膈创伤等也可成为慢性胃扭转的诱因。

二、临床表现

胃扭转的临床表现与扭转范围、程度及发病的快慢有关。

(一)急性胃扭转

急性胃扭转表现为上腹部突然剧烈疼痛,可放射至背部及左胸部,有时甚至放射到肩部、颈部并伴随呼吸困难;有时可有心电图改变;有时可被误诊为心肌梗死。急性胃扭转常伴有持续性呕吐,呕吐物量不多,不含胆汁,以后有难以消除的干呕,进食后可立即呕出,这是胃扭转使贲门口完全闭塞的结果。上腹部进行性膨胀,下腹部平坦柔软。大多数患者不能经食管插入胃管。急性胃扭转晚期可发生血管闭塞和胃壁缺血坏死,以致患者发生休克。

查体可发现上腹膨隆及局限性压痛,下腹平坦,全身情况无大变化,若伴有全身情况改变,提示胃部有血液循环障碍。反复干呕、上腹局限压痛、胃管不能插入胃内,这是急性胃扭转的三大特征,称为"急性胃扭转三联症"。但这三联症在扭转程度较轻时,不一定存在。

(二)慢性胃扭转

慢性胃扭转较急性胃扭转多见,临床表现不典型,多为间断性胃灼热感、嗳气、腹胀、腹鸣、腹痛,进食后尤甚。主要临床症状是间断发作的上腹部疼痛,有的病史可长达数年;也可无临床症状,仅在钡剂造影时才被发现。对于食管旁疝患者发生间断性上腹痛,特别是伴有呕吐或干呕者应考虑慢性间断性胃扭转。

三、辅助检查

(一)X线检查

1.立位胸、腹部X线片

可见两个液气平面,若出现气腹则提示并发胃穿孔。

2.上消化道钡剂造影

上消化道X线钡剂造影不仅能明确有无扭转,且能了解扭转的轴向、范围和方向,有时还可了解扭转的病因。器官轴型表现为胃大弯、胃底向前、从左侧转向右侧,胃大弯朝向膈面,胃小弯向下,后壁向前呈倒置胃,食管远端梗阻呈尖削影,腹食管段延长,胃底与膈分离,食管与胃黏膜呈十字形交叉。系膜轴型表现为食管胃连接处位于膈下的异常低位,而远端位于头侧,胃体、胃窦重叠,贲门和幽门可在同一水平面上。

(二)内镜检查

内镜检查有一定难度,进镜时需慎重。胃镜进入贲门口时可见到齿状线扭曲现象,贲门充血、水肿,胃腔正常解剖位置改变,胃前、后壁或胃大、小弯位置改变,有些患者可发现食管炎、肿瘤或溃疡。

四、诊断与鉴别诊断

(一)诊断

诊断标准:①以间歇性腹胀、间断发作的上腹痛、恶心、轻度呕吐为主要临床症状,病程短者数天,病程长者数年,进食可诱发。②胃镜检查时,内镜通过贲门后,盘滞于胃底或胃体腔,并见远端黏膜皱襞呈螺旋状或折叠状,镜端难通过而不能到达胃窦,见不到幽门。③胃镜下复位后,患者即感临床症状减轻,尤以腹胀减轻为主。④上消化道X线钡剂造影显示:胃囊部有两个液平面;胃倒转,大弯在小弯之上;贲门和幽门在同一水平面,幽门和十二指肠面向下;胃黏膜皱襞可见扭曲或交叉,腹腔段食管比正常增长等。符合上述1~3条或1~4条可诊断胃扭转。

(二)鉴别诊断

1.食管裂孔疝

主要临床症状为胸骨后灼痛或烧灼感,伴有嗳气或呃逆。常于餐后1小时内出现,可产生压迫临床症状如气促、心悸、咳嗽等。有时胃扭转可合并疝,X线钡剂造影有助于鉴别。

2.急性胃扩张

本病腹痛不严重，以上腹胀为主，有频繁的呕吐，呕吐量多且常含有胆汁。可插入胃管抽出大量气体及胃液。患者常有脱水及碱中毒征象。

3.粘连性肠梗阻

常有腹部手术史，表现为突然阵发性腹痛，排气、排便停止，呕吐物有粪便味，X线检查可见肠腔呈梯形的液平面。

4.胃癌

多见于中老年患者，腹部疼痛较轻，查体时在上腹部可触及结节形包块，多伴有消瘦、贫血等慢性消耗性表现。通过X线检查或内镜检查可与胃扭转鉴别。

5.幽门梗阻

都有消化性溃疡病史，可呕吐宿食，呕吐物量较多。X线检查发现幽门梗阻，内镜检查可见溃疡及幽门梗阻。

6.慢性胆囊炎

非急性发作时，表现为上腹部隐痛及消化不良的临床症状，进油腻食物诱发。可向右肩部放射，墨非征阳性，但无剧烈腹痛、干呕。可以顺利插入胃管，胆囊B超、胆囊造影、十二指肠引流可有阳性发现。

7.心肌梗死

多发生于中老年患者，常有基础病史，发作前有心悸、心绞痛等先兆，伴有严重的心律失常，特征性心电图、心肌酶学检查可协助鉴别。

五、治疗

急性胃扭转有时不易作出早期诊断，病死率高，一经发现应及时处理。多数患者需急诊手术治疗，少数经非手术治疗也可缓解，以下介绍非手术治疗。

（一）胃管插管治疗

可首先试行插入胃管进行减压。少数如能将胃管成功插入胃腔，可经胃管吸出胃内大量气体和液体，急性症状可随之缓解，并自行复位。

但胃管插管治疗有如下缺点：①疗效短，易复发；②易在插管时损伤食管；③可能隐藏着更严重的胃及其周围脏器的病变未被发现和及时治疗。

为此，胃管插管治疗即使成功，也应明确病因，防止再发。

（二）辅助治疗

（1）输液：急性胃扭转常有水、电解质和酸碱平衡失调，应输液予以纠正。此外，如有休克应积极进行抗休克治疗。胃扭转复位后，在禁食、胃肠减压和恢复正常进食前仍应继续输液，以补充每天所需的热量、水和电解质等。

(2)胃肠减压：手术或非手术复位成功后应持续胃肠减压、禁食，以保持胃内空虚，一般术后3～4天方可停止胃肠减压。

(3)饮食：胃肠减压停止后，可开始进食少量流质食物，并在密切观察下逐渐增加食量。

(4)病因及并发症治疗：经胃管插管治疗复位后或因病情危重仅行复位术者，可能有某些病因或并发症尚未处理，应给予相应治疗。

六、预后

由于诊断和治疗措施不断改进，急性胃扭转的病死率已下降至15%～20%，急性胃扭转的急症手术病死率约为40%，若发生绞窄则病死率可达60%。已明确诊断的慢性胃扭转患者的病死率为0～13%。

第三节 门静脉高压性胃病

广义的门静脉高压性胃病是指各种由门静脉高压引起的胃十二指肠病变，如胃黏膜病变、肝源性溃疡、胃窦毛细血管扩张症、胃十二指肠静脉曲张。狭义的门静脉高压性胃病主要是指门静脉高压患者伴发的胃黏膜病变，内镜下表现为各种形态的充血性红斑(尤其蛇皮征、马赛克征)和糜烂伴或不伴出血，组织学上表现为血管扩张，黏膜下层静脉短路开放和固有层水肿，伴或不伴有炎性细胞浸润；临床上表现为静脉非曲张性消化道出血、蛋白丢失性胃肠病和缺铁性贫血。

一、发病机制

门静脉高压性胃病的发病机制目前尚不十分清楚，可能与以下因素有关。

(一)门静脉高压

门静脉高压是门静脉高压性胃病发生的病理和生理基础。门静脉高压使静脉回流受阻，从而造成胃微血管系统血流动力学变化，胃黏膜微血管系统充血和淤血，引起胃黏膜下毛细血管扩张、通透性增加，血浆外渗致胃黏膜下广泛水肿；门静脉高压使黏膜下动-静脉短路开放，胃黏膜下血液分流，有效血容量减少，组织缺血、缺氧，代谢紊乱，黏膜防御机制减弱，H^+ 回渗增加，造成黏膜组织损伤。有学者研究发现食管静脉曲张内镜套扎术能使门静脉高压性胃病恶化，另有学者发现食管静脉曲张硬化治疗后不仅使门静脉高压性胃病发生率增加，还使原有门静脉高压性胃病恶化，但联用普萘洛尔能使症状缓解。食管静脉曲张内镜套扎术主要阻断了食管中、下段黏膜及黏膜下的静脉血流，门静脉不能通过胃左静脉进行分流，大量血液逆流入胃右静脉或经脾静脉进入胃短静脉，从而使胃体、胃底黏膜静脉淤血，加重胃黏膜血流低灌注。

（二）胃黏膜屏障功能受损

胃黏膜屏障包括胃黏膜层及胃黏膜细胞层，门静脉高压性胃病患者两者皆受损，致使胃黏膜对损伤的敏感性增高，抗损伤能力减弱。可能的机制为：①门静脉高压时胃壁动静脉短路大量开放；②毛细血管内皮细胞及其基底膜的损坏和毛细血管内红细胞堆积、变形，透明血栓形成，致黏膜有效血流量减少。

（三）胃肠激素和血管活性物质

有研究发现门静脉高压性胃病患者肝内 NO 合成相对不足，而内皮素-1、血管紧张素-2、去甲肾上腺素合成增多，使肝血管床收缩，门静脉阻力增加，形成门静脉高压。胰高血糖素、胆汁酸、前列环素、降钙素基因相关肽等增加，胃黏膜和黏膜下层细血管、毛细血管明显扩张、黏膜血流量增加，引起胃黏膜充血、缺氧，造成黏膜损伤。

（四）生物因子学说

肿瘤坏死因子-α 致胃黏膜损伤，有学者发现门静脉高压性胃病患者的肿瘤坏死因子-α mRNA 表达增加，肿瘤坏死因子-α 激活了门静脉高压性胃病黏膜的内皮结构型 NO 合酶和内皮素-1，NO 过度生成，导致门静脉高压高动力循环及产生过氧化亚硝酸盐。过氧化亚硝酸盐与内皮素-1 增加了胃黏膜损伤的敏感性。

（五）幽门螺杆菌感染

试验结果表明：伴门静脉高压性胃病和不伴门静脉高压性胃病的门静脉高压患者幽门螺杆菌的感染率差异无显著性（$P>0.05$），而不同严重程度的门静脉高压性胃病患者幽门螺杆菌感染率差异也无显著性（$P>0.05$）。因此，可认为幽门螺杆菌感染对门静脉高压性胃病的发生和发展没有显著性影响，也有报道认为，幽门螺杆菌感染对门静脉高压性胃病患者有加重胃黏膜炎性改变的作用。

二、临床和胃镜表现

根据 Mc Cormack 分类：胃镜下门静脉高压性胃病分轻、重两型。①轻型：

细微粉红样斑点或猩红热样疹。呈淡黄色网格镶嵌的多发性小红斑，多位于胃的近端，是门静脉高压的特征性变化，称马赛克征。黏膜皱襞表面发红。红色或粉红色黏膜上出现细白网状间隔成蛇皮状。临床上患者可以无症状，也可以出现不思饮食、腹胀、嗳气、上腹部不适或疼痛，无特异性，出血危险性很低。②重型：胃镜表现类似曲张静脉，预示高度出血危险性的樱桃样红斑，可发展成弥散出血的融合病变。临床表现为上消化道出血，出血方式为少量渗血、中量或大量出血，出血复发率高。

三、诊断

（一）门静脉高压

参照 Bayraktar 等标准，符合以下两者或两者以上的肝硬化，诊断为门静脉高压：①巨脾（B 超下脾脏长轴＞13 cm）；②血小板计数＜100×10^9/L 和/或白细胞计数＜4.0×10^9/L（连续3 次以上）；③B 超下门静脉宽度＞14 mm 或脾静脉宽度＞10 mm；④胃镜下食管静脉曲张；⑤存在腹水或胃镜下胃底静脉曲张。

（二）门静脉高压性胃病

以内镜下诊断为主，参照 Mc Cormack 的诊断标准。①轻度：淡红色小斑点或猩红热样疹；黏膜皱襞表面条索状发红；马赛克图案——白黄色微细网状结构将红色或淡红色水肿黏膜衬托间隔成蛇皮状。②重度：散在樱桃红斑点、弥散出血性胃黏膜病变。

四、预防和治疗

（一）预防

（1）病因治疗：积极防治引起门静脉高压的病因。

（2）饮食：一般以高热量、高蛋白、维生素丰富可口的食物为宜。

（3）输清蛋白：静脉输清蛋白，其半衰期为 17～21 天，注意用量，使用清蛋白期间可交替使用血浆。

（二）门静脉高压性胃病出血的治疗

1.血管活性药物的使用

由于门静脉高压性胃病的发生与门静脉高压密切相关，因此出血时在综合治疗的基础上降低门静脉压力是其主要治疗措施。血管升压素及生长抑素类可引起内脏血管收缩，减少门静脉血流，改善门静脉血流动力学，宜用于门静脉高压性胃病引起的上消化道出血。

(1)血管升压素:此药应用已有很多年历史,因其经济、有效而为首选。其疗效为44%~97%,能使门静脉压下降30%~40%,其作用机制是选择性地使肝脏、肠系膜及脾脏毛细血管和动脉血管收缩,减少门静脉血流,从而降低门静脉压;同时降低心脏顺应性,减少心排血量和直接扩张门静脉血管而降低门静脉压。有学者研究发现血管升压素能明显降低胃黏膜血流量,减轻充血,缓解黏膜损伤。首剂10~20 U加入葡萄糖液或0.9%NaCl溶液20~40 mL静脉缓注,随后持续以0.2~0.4 U/min静脉滴注,12~24小时无出血则减半量持续,72小时后无出血可逐渐减量、停药。中老年人因动脉硬化、血管和心脏顺应性差,应从小剂量开始加至0.2 U/min。一般不良反应有腹部痉挛性、阵发性隐痛,大便频、里急后重感,血压轻度升高;严重反应有面色苍白、头晕、恶心、呕吐、出汗、心悸、血压剧烈升高、心绞痛、心肌梗死,一旦出现严重反应应立即停药,给予对症处理。为减少不良反应最好与硝酸酯类合用,故冠心病和高血压患者慎用。特利升压素(三甘氨酰赖氨酸升压素)为血管升压素的衍生物,其作用在于增加内脏血管阻力,使曲张的静脉血流减少从而降低门静脉压。止血率为70%~84%,对心血管无明显不良反应。静脉注射,每次1~2 mg,4~6小时一次,持续24~48小时。用药后再出血间隔时间平均为72小时,而血管升压素平均为26小时。因价格高,故临床少用。

(2)生长抑素类似物:奥曲肽半衰期为100分钟以上,可使内脏血管收缩,减少门脉系统血流量,从而降低门静脉压,改善胃黏膜内微循环,并对促胃泌素、胰泌素、促胰酶素等引起的胃酸分泌和胰外分泌具有抑制作用,故能有效地抑制胃酸和胃蛋白酶素原分泌。另外,它还有显著的细胞保护作用,能刺激胃黏膜再生。这对肝硬化门静脉高压患者既可降低门静脉压又可促进胃黏膜的糜烂和溃疡愈合,有效率为65%~90%,可作为一线药物选用,首次剂量为0.1 mg,静脉注射;继之25~50 μg/h持续静脉滴注1~5天。不良反应少,但价格高。Zhou等研究发现奥曲肽静脉用48小时后,能完全控制门静脉高压性胃病急性出血有效率为100%,而血管升压素为64%,奥美拉唑为59%,且奥曲肽不良反应少。施他宁半衰期为1~3分钟,选择性使内脏血管收缩,降低门静脉和侧支循环的血流,同时抑制胰高血糖素,降低门静脉压。施他宁首次剂量为250 μg,静脉注射;再以250 μg/h持续静脉滴注,维持24~48小时,能明显降低肝静脉压力梯度和奇静脉血流量。不良反应少,但价格贵。有学者研究发现施他宁与奥曲肽在控制门静脉高压性胃病急性出血方面同样安全有效。

2.抑酸

目前已证明 H_2受体拮抗剂和硫糖铝治疗门静脉高压性胃病无效。抗酸药如奥美拉唑可提高胃内 pH,减少高酸环境对凝血作用的影响,对门静脉高压性胃病出血有治疗作用。

3.介入治疗

(1)经导管脾动脉栓塞术:脾静脉血流是门静脉血流的重要来源,门静脉高压、脾大时,脾静脉血流可达门静脉血流的 1/2。采用脾静脉栓塞可减少门静脉血流,从而降低门静脉压,改善门静脉高压性胃病。该方法较适用于门静脉高压并脾大、脾功能亢进的急性出血。脾动脉栓塞术远期效果并不佳,可能与肠系膜血流代偿性增加有关。

(2)经颈静脉肝内门体分流术:在肝内肝静脉和门静脉间建立一个人工分流通道,把高压力的门静脉血分流到低压力的肝静脉,从而降低门静脉压,降低出血的危险性。该方法主要适用于药物治疗无效者,它可明显降低门静脉压,改善门静脉高压性胃病已损伤的胃黏膜血流灌注,使门静脉高压性胃病病情减轻。有学者研究发现,经严格选择的患者行经颈静脉肝内门体分流术治疗后 30 天其死亡率及并发症<5%,其中门体分流性脑病占 23%,比分流手术低,并成功治疗难治性腹水和肝性胸腔积液,且住院时间缩短。如果分流通道狭窄,可通过球囊扩张或经颈静脉肝内门体分流术放入支架治疗。有学者研究证实,经颈静脉肝内门体分流术能降低门静脉压 2.6～3.6 kPa(19.3～27.1 mmHg),同时可减轻门静脉高压性胃病症状。但门静脉压不是门静脉高压性胃病发生的独立危险因素,研究发现门静脉高压性胃病与食管静脉曲张的程度有明显的相关性,而与胃静脉曲张关系不明显。主要并发症是分流高压力的门静脉血入右心房可能会导致严重的心功能不全和心源性肺水肿。禁忌证主要有右心衰竭、多囊肝。

(3)内镜下止血:①电凝止血,应用高频电的热效应使组织蛋白变性而止血,主要适用于溃疡出血,尤其是内镜下见到喷射状出血的裸露小动脉。注意要使电凝探头垂直接触出血部位并轻轻加压,每次通电 2～3 秒。凝固电流(电凝指数 PSD 3～4,UES 3～3.5)以产生火花为宜。在通电时若见出血组织发白或出现烟雾,应立即停止通电。②微波止血,通过电极压迫和微波凝固作用引起血管壁膨隆,血栓形成而止血。③热电极止血,将电能转变为热能,使组织脱水、蛋白质凝固,血管萎陷而达到止血目的。④激光止血,将光能在组织内转变为热能,使组织蛋白凝固而止血。目前临床应用的有氩离子激光和钇铝石榴石激光两种。局部喷洒药物止血时,一般应首先清除凝血块,暴露出血病灶后再喷药。

常用的止血药物：①高浓度去甲肾上腺素（8%）溶液可使出血区域的小血管强烈收缩、血流量减少而达到止血的目的，4～6 ℃冰盐水配制的去甲肾上腺素溶液效果更佳。每次 30～50 mL。②凝血酶，作用于血液中的纤维蛋白原，使其立即转变为不溶性纤维蛋白，加速血液凝固，血栓形成而使局部止血。每次 500～1 000 U。③5%～10%孟氏液（碱式硫酸铁溶液）是具有强烈收敛作用的三价铁盐，通过促进血栓形成使血液凝固，平滑肌收缩，血管闭塞而达到止血的目的。④纤维蛋白酶，30 000 U 纤维蛋白酶溶于 30 mL 生理盐水中喷洒。⑤复方五倍子溶液：是选择有收敛止血功能的五倍子、诃子、明矾煎蒸而成，其止血作用也与鞣酸和明矾能促使蛋白凝固有关。

（三）预防门静脉高压性胃病出血和再出血

1.β 受体阻滞剂

目前研究比较多的 β 受体阻滞剂是普萘洛尔，具有降低门静脉压的作用。其作用机制是减少心排血量（阻滞心脏 β_1 受体），同时使内脏血管收缩（阻滞内脏血管 β_2 受体），减少内脏血流量，从而降低门静脉压。虽然普萘洛尔能使胃黏膜灌注减少、血红蛋白降低，但血氧饱和度不变，不引起胃黏膜缺氧。有学者认为非选择性 β 受体阻滞剂能改善胃黏膜病变，有效地预防门静脉高压性胃病所致的胃黏膜再次出血。一般从小剂量开始，一般 30～40 mg/d，分 3 次口服，有效剂量为安静状态下心率下降 25%（但不低于 55 次/分），连续维持治疗 3～6 个月或 1～2 年。普萘洛尔的主要不良反应是延缓房室传导和支气管痉挛，以下情况应慎用或禁用：①慢性阻塞性肺疾病；②病窦综合征；③二度Ⅱ型房室传导阻滞、三度房室传导阻滞；④慢性心功能不全（Ⅲ、Ⅳ级）；⑤雷诺现象。与硝酸酯类联用可增强疗效，减轻不良反应。长期应用后突然停药可引起 β 受体阻滞剂撤药综合征，因严重的心律失常而造成猝死，并可诱发上消化道大出血。

2.硝酸酯类（硝酸甘油、异山梨酯、5-单硝酸异山梨酯）

通过释放 NO 弥补肝内 NO 的相对不足，扩张肝内血管，降低肝血管床阻力而不影响肝脏血液灌注，同时减少心脏前负荷，降低心排血量，减少门静脉血流量，从而降低门静脉压梯度。剂量以维持收缩压不低于 12.0 kPa（90 mmHg）为宜。常见不良反应有头痛、头胀、剂量大时心率加快、直立性低血压。与普萘洛尔联用有协同作用。最近研究显示 5-单硝酸异山梨酯联用 β 受体阻滞剂可明显降低门静脉压和预防初次出血，减少长期单用 5-单硝酸异山梨酯导致的肾功能恶化和钠潴留，是迄今为止较为理想的方案。

(四)展望

随着对门静脉高压性胃病发病机制和病理生理的进一步研究,针对性的治疗措施也将越来越多。研究发现,长效缓释剂奥曲肽在第 10 次静脉给药后,能使大鼠门静脉压下降持续 20 天之久,对门静脉高压性胃病患者的临床疗效尚在研究中。肝移植能逆转门静脉高压,因此可以有效地治疗门静脉高压性胃病。基因治疗方兴未艾,在门静脉内注射编码内皮 NO 合酶基因的腺病毒,可增加肝细胞内 NO 合酶的表达,使 NO 合成增多,从而降低门静脉压力。

第四节　功能性消化不良

功能性消化不良是指过去 6 个月中至少 3 个月有餐后饱胀不适、早饱感、上腹痛、上腹烧灼感等其中一项或一项以上症状,而无器质性、代谢性、全身性疾病可解释的胃十二指肠功能性疾病。目前将功能性消化不良分为两类:餐后不适综合征和上腹痛综合征。患者可同时存在 2 种情况。

一、病因与发病机制

功能性消化不良的发病机制尚未完全阐明,其病理和生理基础主要包括以下几方面。

(一)上胃肠道运动功能障碍

研究发现,30%～80%的功能性消化不良患者存在上消化道运动障碍,包括近端胃容受性障碍、胃节律紊乱、胃排空延迟、移行性复合运动Ⅲ期次数减少、Ⅱ期动力减弱及胃窦-幽门-十二指肠协调运动异常等,引起餐后饱胀、早饱等。

(二)内脏高敏感性

内脏高敏感性主要是指功能性消化不良患者对生理刺激出现的不适感,对伤害性刺激呈现强烈的反应。功能性消化不良患者对胃扩张刺激产生不适感的严重程度明显高于健康对照者,功能性消化不良患者对酸的感觉阈值降低,表明功能性消化不良患者存在内脏高敏感性。内脏高敏感可解释患者餐后出现的上腹饱胀或疼痛、早饱等症状。

(三)胃酸分泌

虽然功能性消化不良患者基础胃酸分泌在正常范围,但刺激引起的酸分泌增加,临床上患者的酸相关症状,如空腹时上腹部不适或疼痛、进食后减轻及抑酸治疗有效均提示其症状与胃酸的关系。

(四)胃肠激素紊乱

胃肠激素分泌失调是功能性消化不良的发病机制之一。胃动素、促胃泌素、胆囊收缩素、血管活性肠肽、生长抑素、降钙素基因相关肽及 P 物质分泌异常可能与功能性消化不良患者胃肠道动力障碍及胃肠高敏感有关。

(五)幽门螺杆菌感染

幽门螺杆菌与功能性消化不良的关系一直颇有争议,国内学者的共识意见为幽门螺杆菌感染是慢性活动性胃炎的主要病因。有消化不良症状的幽门螺杆菌感染者,可归属功能性消化不良的范畴。鉴于根除幽门螺杆菌后确有部分患者近期症状改善,更重要的是可能获得临床症状的长期缓解,目前大部分学者肯定幽门螺杆菌感染在功能性消化不良发病中的作用。幽门螺杆菌感染所致的胃黏膜炎症可导致胃感觉和运动异常。

(六)精神心理因素

功能性消化不良是一种公认的身心疾病,精神、心理因素的研究进展表明其可能是功能性消化不良的重要病因。半数以上功能性消化不良患者存在精神和心理障碍,其人际关系敏感、抑郁、焦虑均高于健康人。功能性消化不良症状的严重程度与抑郁、焦虑及恐惧等有关。

二、流行病学

美国社区居民的消化不良患病率为 25%,我国广东城镇居民的问卷调查显示患病率为18.9%,我国天津城镇居民功能性消化不良的患病率约为 23.29%;女性患病率高于男性,患病率随着年龄的增长而升高。有关消化不良发病率的流行病学资料相对较少,推测年发病率约为 1%。流行病学调查的患病率是指未经检查的消化不良症状,经检查后发现器质性疾病所致者仅占消化不良患者的少数,多数患者为功能性消化不良。

三、临床表现

功能性消化不良常见的临床表现有以下几点。

(1)餐后饱胀,指食物长时间存留于胃内引起的不适感。

(2)早饱感,指进食少许食物即感胃部饱满,不能进常规量的饮食。

(3)上腹痛,位于胸骨剑突下与脐水平以上、两侧锁骨中线之间区域的疼痛,有时患者无腹痛主诉而表现为特别不适感觉。

(4)上腹烧灼感,指不适的上述区域的局部灼热感。

四、诊断

(一)功能性消化不良诊断标准(罗马Ⅳ标准)

1.功能性消化不良

必须至少满足以下1条:①餐后饱胀;②早饱感;③上腹痛;④上腹烧灼感。同时排除可引起上述症状的器质性疾病。诊断前症状出现了至少6个月,近在眼前3个月满足以上诊断标准。

2.餐后不适综合征

必须满足以下1条或2条,并且每周至少发作3次:①餐后饱胀;②早饱感。同时排除可引起上述症状的器质性、系统性、代谢性疾病(包括上消化道内镜检查)。诊断前症状出现了至少6个月,近3个月满足于以上诊断标准。

支持条件:①餐后上腹痛或烧灼感,上腹饱胀,大量嗳气,恶心,但呕吐被考虑为另一种异常;②胃灼热并非消化不良的症状但常与之并存;③排便及排气后症状缓解通常不应被认为是消化不良的一部分;④其他消化系统症状,如胃食管反流及肠易激综合征常与餐后不适综合征共存。

3.上腹痛综合征

至少满足以下1条症状且每周至少有1天:①上腹部疼痛;②上腹部烧灼感。同时排除可以引起上述症状的器质性、系统性、代谢性疾病(包括上消化道内镜检查),诊断前症状出现了至少6个月,近3个月满足于以上诊断标准。

支持条件:①疼痛可能由进食诱发或缓解,或者发生于禁食期间;②可存在餐后上腹饱胀、嗳气与恶心;③持续呕吐可能提示另一种异常;④胃灼热并非消化不良的症状,但常并存;⑤疼痛不满足胆囊痛的标准;⑥排便及排气后症状缓解通常不应被认为是消化不良的一部分;⑦其他消化系统症状可能与餐后不适综合征(如胃食管反流及肠易激综合征相关症状)共存。

诊断功能性消化不良时必须慎重,因为许多器质性胃肠病在早期也有消化不良的症状,如不进行系统的检查,很容易把器质性疾病漏诊。功能性消化不良的鉴别诊断主要应与器质性消化不良鉴别。导致器质性消化不良的疾病有胃食管反流、食管癌、消化性溃疡、慢性活动性胃炎、胃癌、十二指肠肿瘤、慢性胆囊炎、胆石症、胆道恶性肿瘤、慢性胰腺炎、胰腺癌等;功能性消化不良与肠易激综合征、慢性便秘及精神障碍性疾病常有重叠,应注意鉴别。老年人还需排除慢性心功能不全、肺心病、帕金森病、脑供血不足等易致消化不良的常见慢性病及服用非甾体抗炎药、抗菌药物、抗帕金森病药和降糖药等所致的消化不良症状。

(二)报警症状

报警症状包括消瘦、贫血、上腹包块、频繁呕吐、呕血或黑便、年龄 40 岁以上的初发病者、有肿瘤家族史等。对有报警症状的、经验性治疗或常规治疗无效的、有精神和心理障碍者及怀疑胃肠外疾病引起的消化不良者,应及时行相关检查明确有无器质性疾病。

五、消化不良的相关检查

胃镜检查在我国已很普及,建议将胃镜检查作为消化不良诊断的主要手段。需要时,可进行幽门螺杆菌检查。其他辅助检查包括肝肾功能及血糖等生化检查、腹部超声及消化系统肿瘤标志物检查,必要时行腹部 CT 检查。

六、治疗

消化不良的治疗目的在于迅速缓解症状,去除诱因,预防复发。

(一)一般治疗

功能性消化不良具有极显著的安慰剂效应,因此向患者详细地告知病情和耐心解释非常重要。推荐戒烟、戒酒、戒咖啡,停止服用非甾体抗炎药,但尚无有关其确切疗效的报道。每天少食多餐、低脂饮食值得推荐。

(二)药物治疗

1.抗酸药

抗酸药(如氢氧化铝、铝碳酸镁等)可减轻症状,但疗效不及抑酸药。铝碳酸镁除抗酸以外,还能吸附胆汁,伴有胆汁反流的患者可选用。

2.抑酸药

抑酸药适用于以上腹痛、烧灼感为主要症状者。常用抑酸药包括 H_2受体拮抗剂和质子泵抑制剂两大类。常用的 H_2 受体拮抗剂有西咪替丁、雷尼替丁及法莫替丁等。常用的质子泵抑制剂有奥美拉唑、兰索拉唑、泮托拉唑、雷贝拉唑和埃索美拉唑等,治疗功能性消化不良常用小剂量质子泵抑制剂。

3.促动力药

促动力药可明显改善上腹饱胀、早饱等。常用的促动力药如下。①多巴胺受体阻滞剂:甲氧氯普胺具有较强的中枢镇吐作用,增强胃动力,因可导致锥体外系反应,不宜长期、大剂量使用。多潘立酮为选择性外周多巴胺 D_2 受体阻滞剂,不透过血-脑屏障,因此无锥体外系不良反应。多潘立酮能增加胃窦和十二指肠动力,促进胃排空,明显改善消化不良患者上腹不适、早饱、腹胀等症状。个别患者长期服用多潘立酮可出现乳房胀痛或溢乳现象。伊托必利通过拮抗多巴胺 D_2 受体和抑制乙酸胆碱酯酶活性起作用,增强并协调胃肠运动,改善患者的临床症状。②5-HT_4 受体激动剂:莫沙必利在我国和亚洲其他国家的使用资料表明,其可显著改善功能性消化不良患者早饱、腹胀、嗳气等症状。目前未见心脏严重不良反应报道,但对5-HT_4受体激动剂的心血管不良反应仍应引起重视。

4.助消化药

消化酶和微生态制剂可作为治疗消化不良的辅助用药。复方消化酶、益生菌制剂可改善与进餐相关的腹胀、食欲缺乏等症状。

5.根除幽门螺杆菌治疗

根除幽门螺杆菌可使部分功能性消化不良患者的症状得到长期改善,对合并幽门螺杆菌感染的功能性消化不良患者,如应用抑酸药、促动力药治疗无效,建议向患者充分解释根除治疗的利弊,征得患者同意后给予根除幽门螺杆菌治疗。

6.精神和心理治疗

荟萃分析表明,合并焦虑者对抗焦虑药、抗抑郁药有一定疗效,单纯抑酸药或促动力药无效。伴有明显精神心理障碍的患者,可选择三环类抗抑郁药或 5-HT 再摄取抑制剂。除药物治疗外,行为治疗、认知治疗及心理干预等可能对这类患者也有益。精神治疗和心理治疗不但可以缓解症状,而且可提高患者的生活质量。

(三)经验性治疗

对 40 岁以下、无报警症状、无明显精神和心理障碍的患者可考虑经验性治疗。与进餐相关的消化不良可首选促动力药或合用抑酸药。与进餐非相关的消化不良/酸相关性消化不良可选用抑酸药或合用促动力药。经验治疗时间一般为2～4 周。无效者应行进一步检查,明确诊断后有针对性地进行治疗。

第五节 蛋白丢失性胃肠病

一、概述

蛋白丢失性胃肠病是由多种病因引起的过量血浆蛋白从胃肠道丢失的一种低蛋白血症性证候群。临床上它以全身性水肿为主要表现，偶或伴有腹水和胸腔积液。

引起蛋白丢失性胃肠病的原因或疾病，主要包括以下几类：①胃肠道黏膜炎症性、溃疡性、新生物性病变，如食管癌、胃炎、巨大或多发性胃溃疡、胃癌、促胃泌素瘤、类癌、严重胃肠炎、肠结核、溃疡性结肠炎、克罗恩病、多发性胃肠道息肉等。②胃肠道其他病变，如胃黏膜巨大增生病、高分泌性肥大性胃炎、嗜酸性粒细胞性胃肠病、麸质性肠病、热带口炎性肠病、钩虫病、缺血性肠病、肠淋巴管扩张症、肠非特异性肉芽肿、Whipple 病、肠和肠系膜淋巴结淋巴瘤、腹膜后纤维化等。③其他，如充血性心力衰竭、肝硬化门静脉高压症、淀粉样变等。

胃肠道对血浆蛋白的代谢和降解起着显著作用。用标记清蛋白的研究结果提示，正常情况下10%～20%的清蛋白周转是由肠蛋白丢失引起的。血浆蛋白主要由肝脏合成，其中仅免疫球蛋白由免疫系统合成。据估计正常人每天合成清蛋白的量约为 150 mg/kg，而在清蛋白过度丧失时合成率最多能提高一倍。蛋白丢失性胃肠病患者从胃肠道丢失的血浆蛋白量远远超过正常丧失量；患者每天蛋白的降解率可为循环血浆蛋白总量的 60%以上，使肝脏合成难以代偿。

胃肠道丢失过量蛋白的机制：①黏膜炎症和溃疡可有大量血浆蛋白渗入胃肠道内。②黏膜结构异常，如麸质性肠病、嗜酸性粒细胞性胃肠病、多发性息肉、癌、肥大性或萎缩性胃炎等，其黏膜上皮细胞层对血浆蛋白的通透性增高。③肠淋巴管扩张症、肠淋巴组织和系膜淋巴结病变（如结核、淋巴瘤等）及充血性心力衰竭及肝硬化所致淋巴管内压力增高，甚至破裂，可使含蛋白的淋巴液进入肠道。

二、临床表现

蛋白丢失性胃肠病的主要表现是低蛋白血症所致全身性水肿，尤以下肢水肿最为明显，偶或伴有腹水和胸腔积液。同时由于球蛋白减少，患者易受各种感染。大部分患者有与原发病有关的胃肠道和全身症状，如食欲缺乏、恶心、呕吐、腹胀、腹痛、腹泻、贫血、全身乏力等。少数发生低钙性搐搦，儿童可有生长发育障碍。

三、辅助检查

(一)实验室检查

1.确定胃肠道蛋白丢失的程度

确定胃肠道蛋白丢失的程度是诊断该病最好的方法,可采用的检验方法有以下几种。

(1)^{131}I 血清蛋白:清蛋白 25 mg(^{131}I 30～50 μci)静脉滴注后,测完整体清蛋白的分解率和合成率。在蛋白丢失性胃肠病患者的体内,清蛋白代谢池缩小,半衰期缩短(高分解代谢性低蛋白血症),分解率和周转率加快。然而,由于^{131}I 清蛋白从血液向胃肠腔内渗出后,即被分解为氨基酸,其依附于氨基酸上的^{131}I 同氨基酸一起被再吸收,导致在粪便中不能测出。因此,用该法来检测胃肠道蛋白丢失不可靠。

(2)^{131}I-聚乙烯吡咯烷酮:聚乙烯吡咯烷酮是一种人工合成的相对大分子质量(约 40 000)聚合物,可用以检测胃肠道血浆蛋白的丢失。静脉注射^{131}I-聚乙烯吡咯烷酮(10～15 μci)后,收集 96 小时粪便送检。正常人仅排出 0～1.5%,而蛋白丢失性胃肠病者则可排出 2.9%～32.5%。该检验方法的不良反应有胸痛、背痛、皮肤潮红,甚至神志迷糊。此外,粪便受尿液污染可影响结果的准确性,尤其女性。

(3)^{51}Cr-氯化铬:静脉注射^{51}Cr-标记的转铁蛋白(10 μci)为较好的检验方法,因为^{51}Cr 不被消化道吸收,而且^{51}Cr-转铁蛋白也不从正常消化液分泌入胃肠道。正常 4 天粪便中排出不足 1%,而对该病患者则超过 2%;但也需注意绝对避免尿液污染粪便标本。

(4)^{67}Cu-铜蓝蛋白、^{59}Fe-右旋糖酐铁、^{51}Cr-清蛋白、^{13}N-清蛋白等检验方法也能被应用。

2.其他

血浆蛋白含量显著降低,而血脂正常或降低。血常规显示贫血、淋巴细胞减少;外周血嗜酸性粒细胞增多提示嗜酸性粒细胞性胃肠病。尿常规可有氨基酸尿,偶或有蛋白尿。粪便在炎症性肠病中有黏液、脓液、红细胞、白细胞。在麸质性肠病患者的粪便中含较多脂肪;要注意寄生虫卵,尤其是钩虫卵。

(二)影像学检查

根据临床表现及可能的原发病,有选择地做心脏和心包 X 线检查、B 超检查、CT 检查、胃肠钡剂系列造影、小肠和结肠钡灌伴气钡双对比造影。淋巴管造影有助于诊断肠淋巴管扩张症和淋巴瘤。对缺血性肠病，需做血管造影。近年来用^{99m}Tc 标记-HSA 静脉滴注后做腹部闪烁扫描图，有助于该病的定位诊断。

（三）内镜检查和活检

内镜检查和活检用于检查胃肠黏膜各种病变。

总之，应通过合适的检查方法以确定原发病变，因为这是进行有效治疗的基础。

四、治疗和预后

蛋白丢失性胃肠病其实是多种病因引起的一组综合征，而并非是一种独立的疾病，因此其治疗和预后取决于原发病。适当的饮食、药物和外科手术可使半数以上患者的低蛋白血症和水肿等证候得以改善或完全纠正。因此，如能及时诊断和治疗，该病的预后大多是乐观的。

（一）饮食治疗

总的原则是采用高蛋白平衡食谱，并补充各种维生素和微量元素。对食物过敏者需记录好各种可能的变应原，并严格避免接触。麸质性肠病患者应食用无麸质(麦类)饮食。肠淋巴管扩张症、肠和肠系膜淋巴结结核、淋巴瘤患者宜给予低脂饮食，而以中链甘油三酯替补。

（二）药物治疗

用驱虫剂治疗寄生虫病(钩虫等)。用抗生素治疗胃肠炎症性病变、Whipple 病。抗结核联合疗法用于治疗肠结核、肠系膜淋巴结结核和结核性腹膜炎。类固醇激素对过敏性疾病、结缔组织病、嗜酸性粒细胞性胃肠病、肉芽肿性肠炎、非特异性溃疡性结肠炎和淋巴瘤等有效。化疗结合放疗适用于淋巴瘤。以质子泵抑制剂或 H_2 受体拮抗剂结合生长抑素制剂治疗促胃泌素瘤、高分泌性肥大性胃炎等可显著改善症状。

日本学者报道一例并发蛋白丢失性胃肠病的混合结缔组织病患者，以环磷酰胺每月 4 次“脉冲式”治疗获得成功。

低盐饮食、利尿剂和人体清蛋白治疗可改善水肿。

（三）外科手术

手术治疗适用于溃疡病、癌症、促胃泌素瘤、多发性息肉、克罗恩病、局限性肠淋巴管扩张症、缩窄性心包炎等。

第六节　胃　腺　瘤

胃腺瘤是起自胃黏膜上皮的良性肿瘤。任何年龄皆可发病，而60～70岁最多见。男女比为2∶1。胃各部皆可见，以胃窦部好发。胃腺瘤有癌变倾向，平均癌变率为40％，故视为癌前状态。

一、癌变倾向及其相关因素

（一）组织学类型

胃腺瘤有3种组织学类型，癌变率分别为管状腺瘤14％～20％、乳头状管状腺瘤36％～46％、乳头状腺瘤66％～75％。

（二）瘤体大小

胃腺瘤直径＜1 cm者，癌变率为7.5％；1～2 cm者为10％；＞2 cm者为50％以上。

（三）瘤细胞结构和核异型性

有学者将胃腺瘤细胞异型性分为3级：一级癌变率为16％；二级癌变率为19％；三级癌变率为35％。多数学者报道胃腺瘤旁黏膜常有不完全型肠化，含硫酸黏液。

（四）其他

多发性腺瘤癌变率高于单发，广基高于有蒂。

二、临床表现和诊断

胃腺瘤早期无症状，或被伴随症状（如萎缩性胃炎、溃疡病等）所掩盖。幽门部带蒂腺瘤脱垂至十二指肠可致暂时性或复发性幽门梗阻。肿瘤表面可有糜烂乃至溃疡引起上腹痛或出血。多数患者胃酸缺乏，时有贫血。有报道肿瘤可因供应血管梗死而自行脱落者。偶有胃腺瘤致胃十二指肠套叠。

X线钡剂造影可显示以上腺瘤。内镜是诊断胃腺瘤的最佳手段，可呈圆形或卵圆形，有蒂或广基，单发或多发。若表面粗糙、苍白、糜烂或溃疡伴渗血，应警惕已恶变或有炎症。活检组织学检查常可查明其病理特点及异型性等，但以全部或部分肿瘤摘除的诊断效果为优。

三、治疗

(一)治疗目的

胃腺瘤治疗最主要目的是预防癌变发生,早期发现、早期治疗已癌变的腺瘤。此外,30%左右的腺瘤与胃癌共存,也是治疗的重点。对于伴随症及并发症,如慢性萎缩性胃炎、消化性溃疡、上消化道出血、幽门梗阻及胃十二指肠套叠等也应及时治疗。

(二)内科治疗

1.内镜下活检钳咬除

直径<0.5 cm 的胃腺瘤有时可以经活检钳多次连续咬切清除。但往往不够彻底,仍应注意内镜随访,咬切下来的组织应送检病理。

2.内镜下全肿瘤摘除

直径 0.5~2.0 cm 的腺瘤或有蒂腺瘤且蒂径<1 cm 者,以内镜下肿瘤摘除为主。多发性腺瘤也可分批摘除。摘除标本应做组织病理检查以提高诊断效果,发现隐藏小癌变灶时应及时进一步处理。

3.内镜下毁除

直径<0.5 cm 的广基腺瘤,经咬切未能彻底清除也可应用电灼法毁除。对于广基腺瘤,或大或小,难以圈套切除者或多发性腺瘤也可采用微波、激光等毁除。无水酒精注射、冷冻法等常需多次操作,已少采用。各种毁除法的共同缺点是不能回收标本做病理检查,有可能漏诊小癌变灶。为此毁除法适宜作为全腺瘤摘除或咬除的补充疗法。并应强调术后随访。

4.随访

有些老年患者,腺瘤较大,有手术指征,但因有心、肺、肾等夹杂症而不能施术者,应在积极治疗夹杂症的同时对胃腺瘤进行定期随访;时机成熟时可行手术治疗,或发现腺瘤癌变,可权衡利弊作出恰当治疗选择。腺瘤经内镜咬除、摘除或毁除后也还须继续随访,以防遗漏的异型性病灶癌变或残留癌灶未得到及时处理。

5.伴随症及合并症的治疗

多数伴随症或合并症需内科治疗。

(三)胃腺瘤的外科治疗

1.手术适应证

(1)腺瘤已经癌变或高度可疑癌变。

(2)腺瘤与胃癌共存。

(3)多发性腺瘤,有可疑癌者。

(4)腺瘤最大直径>2 cm 者。

(5)腺瘤合并内科难以控制的合并症,如难治性溃疡、大出血内科不能止血、反复发作的幽门梗阻、胃十二指肠套叠。

2.术式选择

(1)确定未癌变的大腺瘤宜行肿瘤切除或部分胃切除。

(2)已确定癌变者,与胃癌共存者,即使已经内镜摘除也应按胃癌要求进行根治性手术。

(3)可疑癌变者,术中应加强探查,冰冻切片可能有帮助,以便手术中调整治疗方案。

(4)为严重并发症而施术者应根据并发症的需要兼顾腺瘤彻底切除的需要选择术式。

第七节 胃平滑肌瘤

胃平滑肌瘤是属间叶组织良性肿瘤。尸检发现率约 15%,50 岁以上发病率可达 50%,居胃部良性肿瘤的第 2 位。任何年龄皆可发病,50 岁以上多见。男女发病率相近。肿瘤好发于胃体部和胃窦部。平滑肌瘤起自胃壁肌层、黏膜肌层或胃壁血管肌层。多数呈卵圆形向腔内突起称为腔内型,在胃壁生长为壁间型,在浆膜下生长为腔外型,同时向腔内外突出呈哑铃状称为腔内外型。一般直径为 2~4 cm,可大至 10~20 cm。60%腔内型肿瘤的表面有溃疡形成。组织学检查可发现细胞密度大、单形核型、无显著核仁,染色质细而散,很难找到分裂象,胞质丰富、酸染。呈膨胀性生长,生长缓慢。2%平滑肌瘤恶变。

一、临床表现和诊断

本病临床症状缺乏特征性。瘤体直径<2 cm 者可无症状,甚至终身携瘤不被发现。瘤体较大者可有上腹隐痛;有溃疡形成者可有节律性疼痛等,或致呕血和黑便、贫血等。部分患者有上腹包块。周身症状轻微。有恶变者全身症状逐渐趋于明显,如食欲减退、体重减轻等。

X线钡剂造影和内镜检查可发现腔内型平滑肌瘤，呈息肉状、圆形或椭圆形，晚期可带蒂。表面光滑，也可见溃疡形成。内镜下常规活检阳性率极低。深挖式活检或经内镜肿瘤切除可获阳性结果。非腔内型诊断常发生困难。

近年来应用选择性动脉血管造影常可判明肌瘤来源和性质。良性平滑肌瘤表现为轮廓光滑、血管丰富、血管移位和造影剂蓄积等。壁间型、腔外型者也皆可清楚显示。

二、治疗

（一）治疗目的

1.预防肿瘤发展和恶变

胃平滑肌瘤生长缓慢，早期肿瘤较小无症状，常偶然发现。此时治疗目的是彻底清除肿瘤，防止日后引起并发症或恶变。

2.解除症状，清除肿瘤，治疗并发症

较大或巨大平滑肌瘤常有症状或并发症，少数已恶变。此时应以解除症状，清除肿瘤，治愈并发症为目的。但因平滑肌瘤诊断困难，常误为其他良恶性疾病而误诊误治。

（二）治疗原则

1.彻底清除肿瘤

手术治疗为主，内镜治疗为辅。

2.防止误诊，正确选择术式

胃平滑肌瘤是良性肿瘤，即使恶变，其恶性度也多较低，术式选择与胃癌等恶性肿瘤有较大差异。但近年来国内外文献报道，胃平滑肌瘤多数术前误诊，甚至术后病理检查才能确诊，术式选择很难合理。目前诊断技术发展很快，若临床医师对本病有所警惕，术前作出正确诊断也不是不可能的；即使术前未能确诊，术中仔细探查和冰冻切片检查等对本病与胃癌等鉴别也有帮助，可以指导医师及时调整治疗方案。

此外，良性平滑肌瘤与平滑肌肉瘤的鉴别也常发生困难，冰冻切片对鉴别肿瘤良、恶性也无帮助。有文献报道，少数平滑肌瘤组织学形态为良性，而生物学行为呈恶性表现。为此，平滑肌瘤切除术后，不仅要常规进行病理形态检查，而且要常规随访5年以上。

（三）治疗选择及适应证

1.经内镜切除术

腔内型有蒂或无蒂的小平滑肌瘤可经内镜摘除。有报道采用高频电切开摘除术治愈直径<4 cm的肿瘤。高频电圈套器仅能摘除<1 cm 的肿瘤。

2.手术切除

多发性、较大腔内型平滑肌瘤、有黏膜溃疡者，有坏死和出血倾向或非腔内型平滑肌瘤者宜手术切除治疗。

较小肿瘤可以行肿瘤摘除术，楔形或袖形切除术。较大肿瘤可行胃大部切除术连同肿瘤一同切除。预后良好。

3.拟平滑肌肉瘤治疗

对细胞学检查证实已恶变或可疑恶变或经内镜切除及手术摘除或切除后复发者，应按平滑肌肉瘤处理。手术范围力求彻底，无须进行预防性淋巴结清扫。

第四章

肠道疾病

第一节　十二指肠溃疡

一、概述

十二指肠溃疡是消化系统的多发病和常见病。典型的十二指肠溃疡呈圆形或椭圆形，溃疡浅者限于黏膜层，溃疡深者至黏膜肌层。部分溃疡贯穿黏膜全层，穿孔到腹膜腔或穿透到邻近器官。一些溃疡能侵蚀十二指肠动脉或其分支引起大出血。多数资料显示10%～12%的人会有十二指肠溃疡病史，十二指肠溃疡好发于青壮年，男性较女性多见。十二指肠溃疡的发病与幽门螺杆菌、非甾体抗炎药、应激、遗传等因素有关。十二指肠溃疡的临床表现多种多样，典型的临床症状是上腹部疼痛。部分患者可无任何临床表现，约10%患者的首发症状是上消化道出血、穿孔等并发症。

十二指肠溃疡的确诊依据是内镜检查或X线检查。内镜检查目前已经被公认为诊断十二指肠溃疡的首选方法，诊断正确率远高于X线检查。

(一)X线检查

目前多采用气钡双重对比造影和十二指肠低张造影。十二指肠溃疡的典型X线征象是龛影，后者是十二指肠溃疡诊断的可靠依据。溃疡龛影可呈圆形、椭圆形或线形，边缘光滑，周围环绕月晕样浅影或透光圈，由溃疡周围黏膜充血和水肿所致。溃疡愈合后瘢痕组织收缩可引起黏膜皱襞向龛影集中。间接征象有对侧出现痉挛性切迹；瘢痕挛缩引起的变形；溃疡局部压痛和激惹现象；溃疡愈合和瘢痕所致局部变形、狭窄等。

(二)普通内镜检查

普通内镜检查是诊断十二指肠溃疡的最重要手段,不仅能明确溃疡的存在,还可估计溃疡灶的大小、周围炎症的轻重及直视下采取活组织标本做病理组织学检查,故普通内镜检查较X线钡剂造影有较多的优势,是十二指肠溃疡最佳、最直接的确诊方法。

(三)超声内镜检查

在超声内镜检查下溃疡表现为黏膜的连续性中断,呈一凹陷状,凹陷底部可见一层较厚的高回声区,是由溃疡底部的厚苔对超声的反射形成,称为白苔回声;白苔下的炎性组织、肉芽组织及瘢痕组织在超声下均表现为低回声区,称为溃疡回声。随着溃疡的逐渐愈合,白苔回声逐渐不明显,溃疡回声缩小,最终消失。十二指肠溃疡很少癌变,因此超声内镜检查对十二指肠以外病变的观察意义较小。

二、内镜诊断

(一)内镜诊断特征

内镜下典型的十二指肠溃疡多呈圆形或椭圆形,也可呈线状,溃疡可单发或多发,边缘光整,底部充满灰黄色或白色渗出物,周围黏膜可有充血、水肿,有时见皱襞向溃疡集中(图4-1)。十二指肠溃疡的发生部位多见于十二指肠球部,前壁最常见,在特殊情况下也可发生在十二指肠降段等部位。十二指肠溃疡也可发生出血、幽门梗阻和穿孔等并发症。

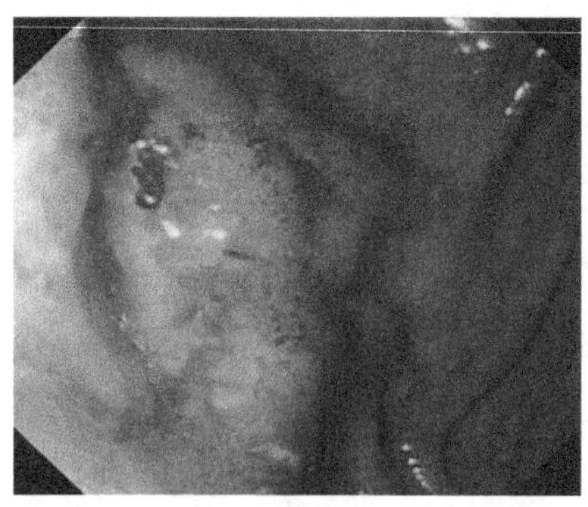

图4-1 典型十二指肠溃疡(球部前壁)

（二）内镜诊断标准及分期

1.十二指肠溃疡的内镜分期

根据病程不同，可将十二指肠溃疡在内镜下的表现分为3期。目前采用的是日本学者畸田隆夫倡导的分期法，将溃疡病分为活动期、愈合期和瘢痕期，各期再分为2个亚期。

（1）活动期（A期）：为急性期，即发病的最初阶段，溃疡底部苔较厚，周边炎症显著，与正常组织界限模糊。活动期可进一步分为A_1期和A_2期。①A_1期：溃疡一般呈圆形或椭圆形，溃疡底部中心覆盖厚苔，呈白色、灰黄色或灰白色。有时中心可见到裸露的血管、新鲜血凝块或暗红色出血点，也可伴有渗血或血痂，有时可看见动脉及大血管的喷血、静脉和小血管的涌血或毛细血管的渗血等。A_1期溃疡周围黏膜潮红，为充血、水肿、糜烂的急性炎症表现。本期病变无明显的组织修复发生。②A_2期：溃疡底部仍覆盖厚苔，呈黄色或白色，但厚苔较为清洁，边缘逐渐清晰。急性炎症表现的周围充血水肿减轻，无出血征象，可见红色再生上皮及轻度黏膜皱襞集中的现象；也可见少许黏膜组织修复。

（2）愈合期（H期）：此期溃疡面积缩小、深度变小，急性炎症表现的充血、水肿消失，上皮再生显著，皱襞向溃疡明显集中。本期可分为H_1期和H_2期。①H_1期：溃疡处于愈合中，溃疡缩小，溃疡苔变薄、消退，其周围充血、水肿消失，新生毛细血管的红晕明显，呈红色栅栏样，皱襞集中可达溃疡边缘。②H_2期：溃疡继续变浅、变小，已接近愈合，但未完全消失，苔微薄或消失，再生上皮进一步加宽，周围黏膜皱襞向溃疡集中。

（3）瘢痕期：此期溃疡已愈合，被再生上皮覆盖。本期可分为S_1期和S_2期。①S_1期：溃疡愈合，白苔完全消失，缺损黏膜为修复的再生上皮覆盖呈现红色新生瘢痕样黏膜，称为红色瘢痕期。②S_2期：溃疡修复的再生上皮进一步增加、增厚，愈合溃疡的新生黏膜从红色转为白色，有时不易与周围黏膜区别，称为白色瘢痕期。

内镜下对溃疡的分期，有时也难以明确。如H_1期与H_2期难以区分，则以H_1-H_2期表示；当H_2期与S_1期难以分辨时，可以用H_2-S_1期表示。

2.特殊类型的十二指肠溃疡

（1）十二指肠霜斑样溃疡：是一种特殊类型的溃疡，在内镜下可见红润的黏膜区有单个或多个散在的小白苔，形如霜斑，无明显的黏膜凹陷。可能是溃疡处于活动期进展过程或愈合中的一种表现。

（2）十二指肠球部畸形：反复发作的十二指肠球部溃疡，愈合后常使球部的正常形态发生改变或球腔变小。未愈合的溃疡也可因黏膜严重水肿而畸形。

(3)十二指肠假憩室形成:正常球部呈球状,但溃疡愈合后,由于瘢痕牵拉,将球部分割成多个房室样结构,称为十二指肠假憩室。十二指肠假憩室可与溃疡病变同时发生,也可单独存在。

(4)幽门变形或梗阻:近幽门处的溃疡愈合后,牵拉幽门导致幽门关闭不全和开放受限,内镜通过受阻。幽门变形进一步加剧,或球部溃疡愈合出现瘢痕挛缩牵拉幽门,形成幽门口狭窄,严重者导致幽门梗阻,内镜通过困难,伴胃内大量内容物潴留。

(5)对吻溃疡:常见于十二指肠球部,是十二指肠多发性溃疡的特殊类型,可同时发生于大、小弯两侧或前、后壁等相对应位置。

(6)球后溃疡:十二指肠球后溃疡是指发生在球后部的溃疡。常易发生在十二指肠乳头近端的后壁,易在内镜操作中误诊。因此对有典型消化性溃疡症状,但寻找部位却未发生病变时应重视对球后部的检查。球后溃疡的发生率一般占十二指肠溃疡患者的1%左右,常为多发性十二指肠溃疡或与胃溃疡同时发生,形成复合性溃疡。患者一般临床表现较明显,腹痛较剧烈,合并出血的发生率高,治疗较为困难。球后溃疡超越十二指肠第二段且伴胃酸水平过高表现者,常提示有促胃泌素瘤存在的可能。

(7)线形溃疡:十二指肠线形溃疡常发生于十二指肠球部,呈线状,其可长短不一,一般超过球腔周径的1/4,可呈横形或纵形,溃疡边缘清晰,与周围界限分明,周围黏膜组织充血、水肿相对较轻。线形溃疡一般较难以愈合,对药物的治疗反应不佳。

(8)十二指肠溃疡伴出血:出血是十二指肠溃疡最常见的并发症,可表现为喷射状、渗出性、血痂附着等。

(9)十二指肠恶性溃疡:尽管十二指肠溃疡的癌变率很低,但是对于溃疡不规则、菜花状、周边黏膜僵硬、隆起等表现的溃疡,仍有活检的必要,以排除恶性的可能。

三、内镜治疗及临床疗效

(一)内镜治疗

单纯的十二指肠溃疡不需内镜治疗,口服抑酸药治疗有良好的效果。但对于伴有出血的十二指肠溃疡,尤其是有活动性出血者,必须行内镜下止血治疗。

(二)临床疗效

目前认为多种内镜下止血方法的疗效近似,即止血率在药物注射、高频电、热探头、止血夹等方法均可为90%~98%,无显著性差异。内镜止血的再出血率在10%以下,与静脉内抑酸药使用的止血效果相比优势明显。联合多种内镜下止血方法可进一步提高止血效果。

第二节 十二指肠炎

十二指肠炎是指由各种原因引起的急性或慢性十二指肠黏膜的炎症性疾病。十二指肠炎可单独存在,也可以与胃炎、消化性溃疡、胆囊炎、胰腺炎、寄生虫感染等其他疾病并存。据统计,十二指肠炎的内镜检出率为10%~30%,临床将十二指肠炎分为原发性和继发性两类。

一、原发性十二指肠炎

原发性十二指肠炎又称非特异性十二指肠炎,临床上一般所说的十二指肠炎就属该型。近年来随着消化内镜检查的逐渐普及,患病人数的增加,其才引起人们的关注。本病男性多见,男女比例为(3~4)∶1,可发生于各年龄组,以青年最多见,城镇居民多于农村居民。原发性十二指肠炎在壶腹部最多见,约占35%,其他依次发生于乳头部、十二指肠降部、纵行皱襞等部位。胃酸测定提示该病患者的基础胃酸分泌、最大胃酸分泌均低于十二指肠溃疡患者;预后也不形成瘢痕,随访发现患者多不发展为十二指肠溃疡。目前认为十二指肠炎是一种独立的疾病。

(一)病因与发病机制

最新研究成果表明,幽门螺杆菌与十二指肠炎的发病有着密切的关系。幽门螺杆菌感染、胃上皮化生、十二指肠炎三者之间有着高度相关性。研究表明,胃上皮细胞可能存在与幽门螺杆菌特异结合的受体,胃上皮细胞的化生反过来又为幽门螺杆菌的定植提供了条件;同时十二指肠炎是胃上皮化生的基础。幽门螺杆菌感染时,其产生的黏液酶、脂酶、磷脂酶及其他产物,破坏十二指肠黏膜的完整性,降解十二指肠的黏液,使黏膜的防御机制降低,胃液中的氢离子反弥散入黏膜，引起十二指肠炎症，有时甚至发生十二指肠溃疡。国内外许多学者研究发现，组织学正常的十二指肠黏膜未发现幽门螺杆菌感染，相反，活动性十二指肠炎患者的黏膜不仅可以发现幽门螺杆菌感染，而且与十二指肠炎的严重程度呈正相关。

同样，胃酸在十二指肠炎发病过程中也发挥着重要的作用。有人观察，十二指肠炎患者的胃酸分泌是正常的，因此胃酸过多并不是十二指肠炎的根本原因。研究显示，吸烟、饮酒、食用刺激性食物、服用药物、放射线照射及其他应激因素可以使十二指肠黏膜对胃酸的抵抗力下降，进入十二指肠的胃酸未被稀释和中和，发生反弥散，刺激肥大细胞释放组胺等血管活性物质，引起十二指肠黏膜的充血、水肿，炎性细胞浸润，发生炎症。

研究表明，十二指肠炎和十二指肠溃疡虽然属于两种独立的疾病，但两者之间存在密切的联系。两者的组织学表现及内镜下表现有相似之处，且常常合并存在，可以互相演变。Rivers 提出十二指肠炎是十二指肠溃疡的前驱表现，而十二指肠溃疡可能是整个炎症过程的一部分。Cheli 认为十二指肠炎是一种独立疾病，而糜烂性十二指肠炎是属于消化性十二指肠炎。十二指肠炎进展加重可以使黏膜对于胃酸分泌的反馈抑制作用减弱，导致高胃酸分泌，为十二指肠溃疡的发生提供了条件；同时炎症使上皮细胞破坏，隐窝部细胞增生，当出现所谓的高增殖衰竭时，在高胃酸因素作用下，黏膜产生糜烂，甚至形成溃疡。

（二）病理

十二指肠炎在光镜下可见充血、水肿、出血、糜烂、炎性细胞浸润，活动期时以中性粒细胞为主。研究发现，十二指肠炎的病理变化主要有绒毛缩短、肠腺延长和有丝分裂增加；上皮细胞核过度染色，呈假分层现象；周围层内淋巴细胞、浆细胞、嗜酸性粒细胞、中性粒细胞和上皮层内淋巴细胞数量增加。另外，胃上皮化生是十二指肠炎的重要病理特征，常发生在矮小、萎缩的绒毛上。其中绒毛萎缩变短、十二指肠隐窝细胞活性增加、黏膜固有层炎症细胞浸润具有一定的诊断意义。

许多学者将多核细胞数增加作为组织学证实十二指肠炎的证据；当十二指肠黏膜上皮细胞中发现中性多核细胞时，更具诊断意义。绒毛的形态对于诊断也极为重要，重度十二指肠炎时绒毛可呈败絮状或虫蚀样改变。

Cheli 等依照组织学将十二指肠炎分为 3 型。①表浅型：炎症细胞浸润局限于绒毛层，绒毛变形或扩大，上皮细胞变性较少，可伴有嗜银网状纤维增生。②萎缩型：炎症细胞可以扩展至整个黏膜层，上皮细胞变性严重，肠腺减少或消失。③间质型:炎症细胞局限在腺体之间,与黏膜肌层中的黏膜紧邻。

有学者把十二指肠黏膜的组织学改变分为5级:①0级是指黏膜表面完整无损,无细胞浸润;②1级是指炎症细胞浸润较轻;③2级是指固有膜层中度炎症细胞浸润;④3级是指炎症细胞浸润伴血管增多;⑤4级是指弥散性炎症细胞浸润,表层上皮细胞被黏液细胞替代。0~2级者可视为正常十二指肠黏膜,3级以上可诊断为十二指肠炎。

(三)临床表现

十二指肠炎可以使黏膜对酸、胆汁及其他损害因素敏感性增强,可出现上腹痛,伴有反酸、胃灼热、嗳气,有时酷似十二指肠溃疡的空腹痛,进食后可以缓解。十二指肠炎引起的烧灼样上腹痛,可被抑酸药缓解。部分十二指肠炎患者可无特异性症状,当合并胃炎、食管炎、胆囊炎、胰腺炎等疾病时,可表现为合并疾病的临床症状,少数严重患者可以发生上消化道出血,表现为呕血、黑便。据此有学者将十二指肠炎依照临床表现分为3种类型。

1.胃炎型

患者临床症状与胃炎相似,如上腹隐痛、饱胀、胃灼热等。

2.溃疡型

溃疡型伴有较为典型的十二指肠溃疡症状,如规律性上腹痛(如饥饿痛、夜间痛),进食后疼痛可减轻,反胃、反酸、嗳气等。

3.上消化道出血型

患者以呕血、黑便为首发或主要临床表现,其多具有起病隐匿,多无明显诱因;常年发病,无季节性;出血前病程多较长;出血方式以黑便为主;预后良好等临床特点。

(四)辅助检查

1.十二指肠引流术

十二指肠引流的胆汁(即十二指肠液)可表现为浑浊、有黏液,镜检可见较多的白细胞及上皮细胞。十二指肠液化验分析有助于排除寄生虫感染等。

2.超声检查

正常情况下,患者禁食、禁水8小时,对十二指肠进行超声检查时,可见十二指肠壶腹呈圆形、椭圆形或三角形的靶环征,外层为强回声浆膜层的光环,中间为低回声的肌层,内层为较强回声黏膜层的光环。

当发现十二指肠内气体消失,代之的是长2~4 cm,宽1.3~2 cm的液性暗区，其内可见食糜回声光点时，为异常现象。

当十二指肠远端不完全梗阻或狭窄时，十二指肠近端会有不同程度的扩张，同时十二指肠排空延迟。当十二指肠内容物长时间停留在十二指肠肠腔内时，十二指肠黏膜的炎症性改变。超声检查只是间接的诊断方式，对十二指肠黏膜炎症侵犯程度及炎症类型无法明确，有很大局限性和非特异性，其诊断价值远远低于胃镜。

3.X 线钡剂造影

十二指肠炎的 X 线钡剂造影缺乏特异性征象，诊断符合率不高。十二指肠炎常常具有十二指肠溃疡 X 线改变的一些间接征象，如十二指肠有激惹、痉挛、变形，黏膜紊乱、增粗，十二指肠壶腹边缘毛糙，呈锯齿样改变。因此易被误诊为十二指肠溃疡，但是十二指肠炎缺乏特征性龛影等直接的 X 线征象，不会出现固定畸形及持久性的壶腹变形，低张或增加十二指肠壶腹充盈压力可恢复正常形态。

4.内镜检查

内镜下十二指肠炎的改变表现为黏膜充血、水肿，充气后不能消失的增厚皱褶，假息肉形成，糜烂，渗出，黏膜苍白或黏膜外血管显露等。

内镜下把十二指肠炎分为炎症型、活动型和增殖型 3 型。①炎症型：黏膜红白相间，呈点片状花斑，黏膜表面粗糙不平，色泽变暗或毛细血管显露。②活动型：黏膜有片状充血、水肿、渗出物附着、糜烂、出血。③增殖型：黏膜有颗粒形成，小结节增生或肉阜样增厚、球腔变形。

Venables 根据炎症程度和范围用打分来评估炎症轻重，程度分为 3 级。①Ⅰ级：红斑。②Ⅱ级：红斑伴黏膜水肿，或同时伴有接触性出血。③Ⅲ级：在Ⅱ级基础上黏膜颜色发灰。依照炎症累及范围分为3 度：＜33％、33％～66％、＞66％，各打 1、2、3 分，最高积分可达 9 分。

十二指肠炎的诊断在内镜和组织学之间有一定差异，不能单纯根据充血诊断为炎症。有些内镜下无异常变化，但组织学上却有十二指肠炎的表现，有些内镜下黏膜呈明显充血水肿，但病理组织学却无炎症细胞浸润，其原因可能为肉眼不能辨认黏膜的轻度变化；内镜医师主观性影响，镜下观察有误；内镜下观察到的充血、血管网显露，可能是由黏膜血流改变所致，而组织学无实质性改变。

需要指出的是，粗糙隆起或结节不都是炎症性改变，其他可能原因如下。①胃黏膜异位：内镜下可见直径 1～5 mm 的粉红色小结节，紧密簇集在一起致黏膜粗糙隆起，常局限于球后壁。偶可表现为单个结节，直径＞5 mm。内镜下喷洒刚果红，具有泌酸功能的异位胃黏膜变黑，可予以确诊。组织学显示十二指肠黏膜全层被类似于胃底的黏膜覆盖，含有主细胞和壁细胞，无炎症细胞浸润，黏膜活检无幽门螺杆菌感染。②十二指肠腺增生：多见于壶腹部，降部少见。组织学显示十二指肠腺位于黏膜固有层中部以上，50%患者十二指肠腺可达黏膜表面上皮。内镜下可见单个或多个圆形、椭圆形结节，直径为5～15 mm，密集成堆或散在分布，顶端可见潮红，将其大致分为3类：局限性增生（增生的十二指肠腺仅在壶腹部）、弥散性增生（十二指肠腺增生可发生于大部分十二指肠）、腺瘤样增生（十二指肠腺增生表现为有蒂或无蒂的息肉）。③淋巴滤泡增生：多个大小不等结节，散在分布，多位于壶腹部，直径在为1～5 mm，颜色较周围正常黏膜浅，有明显的生发中心，但无炎症及上皮细胞损害表现。临床上，强调内镜检查必须结合组织学活检来诊断十二指肠炎。

5.幽门螺杆菌检测

活动期患者幽门螺杆菌检测多呈阳性，检出率可达90%。

6.其他

糜烂性十二指肠炎患者常伴有十二指肠胃反流，分析可能是由炎症造成十二指肠压力明显高于正常及幽门闭合功能下降引起的。患者外周血皮质醇、促胃泌素、胰岛素、促甲状腺激素等分泌高于正常水平。

（五）诊断

1.症状

多有类似十二指肠溃疡的症状，如上腹痛、反酸、嗳气、食欲缺乏等，也可表现为出血，但一般不发生穿孔或幽门梗阻。

2.X线钡剂造影

十二指肠激惹、痉挛、变形，黏膜增粗紊乱，无特征性龛影，此可与十二指肠溃疡鉴别。

3.内镜检查

内镜检查可见十二指肠黏膜充血、水肿、糜烂、渗出伴炎性分泌物、出血、血管显露，黏膜粗糙不平、黏膜皱襞粗大呈颗粒状、息肉样改变，十二指肠壶腹变形，但无溃疡。

4.黏膜活检

绒毛上皮变性，扁平萎缩，固有膜内大量炎性细胞浸润，胃上皮化生等。

具备1、2条为疑似诊断，同时具备3、4条可确诊。

(六)治疗

十二指肠炎在治疗上与十二指肠溃疡处理相同,目前认为应用 H_2 受体拮抗剂和质子泵抑制剂可以缓解和改善临床症状,但是不能逆转十二指肠黏膜的病理学异常。国内外研究显示,内镜下慢性十二指肠炎糜烂者、组织学检查呈重度炎症者,其幽门螺杆菌感染率显著升高,很多学者认为根除幽门螺杆菌可以降低发病率和本病的复发率,甚至可以预防十二指肠溃疡的发生。

目前抗幽门螺杆菌的抗生素及胶体铋的应用在治疗上也很广泛,但缺乏大样本的临床调查,尚缺乏规范的治疗策略和方案。

中医学认为,十二指肠炎的治疗需审证求因,辨证论治,以健脾和胃、理气止痛为主要治疗原则。十二指肠炎属于中医胃脘痛的范畴。单方验方治疗有马齿苋、辣蓼草、紫珠叶、桃仁、五灵脂、百合、丹参等;中成药有附子理中丸、香砂养胃丸、逍遥散、加味柴胡汤、加味四逆散等;其他,如针灸、耳针、推拿按摩也有一定疗效。

有人提出,对药物治疗无效者,可行迷走神经切除术、幽门成形术或高度选择性迷走神经切除术等处理。

二、继发性十二指肠炎

继发性十二指肠炎,顾名思义是指继发于十二指肠以外的各类疾病,包括各种感染、十二指肠邻近器官及腹腔其他脏器疾病、烧伤、中毒、各种应激条件、全身性疾病等,可能由邻近器官病变的直接影响或原发病的致病因素作用于十二指肠黏膜致黏膜损害引起。继发性十二指肠炎根据病程分为急性和慢性十二指肠炎;根据病因又分为慢性感染性十二指肠炎和慢性非感染性十二指肠炎。

(一)急性感染性十二指肠炎

急性感染性十二指肠炎由细菌和病毒感染引起。细菌感染多为金黄色葡萄珠菌感染性胃肠炎、沙门菌感染、霍乱、痢疾、败血症等。病毒感染多见于轮状病毒、脊髓灰质炎病毒、诺瓦克病毒、肝炎病毒、鼻病毒等。儿童巨细胞病毒感染时,可以并发十二指肠炎。

(二)急性非感染性十二指肠炎

急性非感染性十二指肠炎可见于急性心肌梗死、急性肝衰竭、肾衰竭、急性胰腺炎、烧伤、脑外伤、手术、严重创伤等。急性心肌梗死合并十二指肠炎可以表现为十二指肠出血;急性肝衰竭、肾衰竭可有十二指肠黏膜充血、糜烂、多发浅溃疡;急性胰腺炎引起的十二指肠炎主要改变是降部及壶腹部黏膜充血、水肿。

精神刺激、服用药物(如阿司匹林、非甾体抗炎药)、大量饮酒等均可引起本病,且常同时伴有胃黏膜病变。

(三)慢性感染性十二指肠炎

结核分枝杆菌感染、十二指肠淤滞、憩室炎、十二指肠盲袢等因细菌滞留、过度增殖而发病。少见的尚有并存于胃梅毒的十二指肠梅毒、长期应用 H_2 受体拮抗剂、质子泵抑制剂、激素、广谱抗生素及免疫抑制药引起或继发慢性消耗性疾病及年老体弱者的白色假丝酵母(念珠菌)等真菌感染,内镜下典型表现为白色点片状或斑块状隆起,呈弥漫性分布。

曼氏及日本血吸虫病常因门静脉高压或肝内门静脉分支阻塞,使虫卵逆行至胃幽门静脉和十二指肠静脉,可与胃血吸虫病并存。炎症起始于壶腹部,越远越重。贾第兰鞭毛虫可侵入十二指肠远端及空肠黏膜。钩虫卵在泥土中发育,钩蚴可由皮肤感染,引起钩蚴皮炎,再由小静脉、淋巴管进入肺泡、气管,经吞咽动作经胃肠道,十二指肠是钩虫感染最易侵犯的部位之一,成虫吸附在十二指肠黏膜上,可致黏膜出血和小溃疡,多为 3～5 mm 散在的出血、糜烂,临床上有明显的上腹痛、饱胀、消化道出血和贫血、腹泻或便秘等改变。蛔虫卵进入十二指肠后,幼虫穿过十二指肠黏膜进入血液循环,第一阶段可致十二指肠炎症。

(四)慢性非感染性十二指肠炎

偶可见到单独侵犯十二指肠的克罗恩病、嗜酸性粒细胞性炎症、Whipple 病等。邻近器官疾病,如胰腺炎、胆管感染、化脓性胆管炎等可合并十二指肠炎。内镜逆行胰胆管造影时造影剂注入十二指肠可以引起十二指肠黏膜炎症,甚至坏死。阿司匹林和非甾体抗炎药等引起的慢性十二指肠损伤并非少见。

继发性十二指肠炎的临床表现和原发性十二指肠炎相同,但往往被原发性所掩盖,不易引起注意。各型继发性十二指肠炎的治疗原则是积极治疗原发病,药物所致的损伤除及时停药外,应同时给予黏膜保护药。

三、儿童十二指肠炎

随着胃镜检查的普及,临床上确诊为十二指肠炎的儿童患者逐渐增多,因其叙述病史不清楚、不详尽,症状和体征不典型,因此常常被误诊为肠道寄生虫、胃肠痉挛、胃炎或被漏诊。

儿童十二指肠炎发病年龄在 2～14 岁,病程 1 个月至 3 年,临床上常以腹痛就诊,其他消化道症状少见。给予相应对症治疗后,腹痛症状往往可以得到缓解，但类似腹痛常反复发作。因此，临床上对于此类患儿，要引起高度重视，对反复上腹痛并排除其他诊断者，要联想到该病。

儿童十二指肠炎的发病机制目前还不十分清楚，分析多与不良的饮食习惯（包括喜吃零食、挑食、喝饮料、进食不规律等）、作息时间不规律、睡眠差、精神紧张及服用对黏膜损害药物有关。

长期不良的饮食习惯，可使迷走神经兴奋，一方面释放乙酰胆碱与壁细胞上受体结合，刺激胃酸分泌；另一方面，通过迷走神经-促胃泌素作用促进胃酸大量分泌，使胃内 pH 明显降低，激活胃蛋白酶，引起胃酸、胃蛋白酶对黏膜的侵蚀加重，同时十二指肠黏膜损害，黏膜防御机制下降，导致黏膜充血水肿、糜烂。

有研究显示本病与遗传因素，对食物、药物的变态反应，人工喂养等因素相关。另外，寄生虫感染在儿童十二指肠炎的发病中的作用也值得注意。

胃镜可见十二指肠黏膜充血、水肿，散在多发糜烂。但做胃镜有一定痛苦，儿童不易接受，且对于呕吐患者及幽门水肿、十二指肠壶腹狭窄、变形者检查效果不佳，X 线钡剂造影可以弥补胃镜的这些不足。

X 线钡剂造影提示十二指肠壶腹充盈欠佳，黏膜增粗、紊乱，边缘毛糙，可见十二指肠激惹征及不规则痉挛，但无龛影。在慢性十二指肠炎活动期，血清中游离唾液酸和 IgA 均可以升高。

治疗上同前述十二指肠炎。无特殊治疗，积极去除病因，纠正不良饮食习惯，避免精神紧张，保持良好睡眠，避免用口咀嚼食物喂养儿童，避免对胃十二指肠黏膜有刺激性的食物和药物。可给予抑酸、保护黏膜的药物对症治疗，对有幽门螺杆菌感染者，应给予规范的抗幽门螺杆菌治疗方案，疗程结束后复查。

四、十二指肠白点综合征

十二指肠白点综合征是日本学者根据内镜下所见提出的一种疾病新概念，是指十二指肠黏膜呈现散在的粟粒样大小的白点或白斑，不同于十二指肠溃疡的霜样溃疡。由于在活检病理检查时均有十二指肠炎存在，因此国内大部分学者认为其实质是一种十二指肠炎的特殊类型，而不是一种独立疾病，也称为白点型十二指肠炎，有报道本病的内镜检出率为 4%～12%。

（一）病因与发病机制

十二指肠白点综合征的病因及临床意义尚未清楚。有学者认为是胃酸分泌减少，胰液分泌也下降，胰液中的胰酶不足，加重了脂肪消化、吸收和转运障碍，使脂质储存在吸收上皮细胞或黏膜固有层而呈现白色病变。临床上易出现脂肪泻。但是我国萎缩性胃炎患者病变部位多为于胃窦部，胃窦部并无分泌胃酸的壁细胞，因此临床上见到的萎缩性胃炎胃酸分泌多正常；同时在十二指肠白点处活检，病理组织学呈炎症表现，故研究认为本病是一种特殊的十二指肠炎。

有研究认为，十二指肠白点综合征伴有脂肪吸收不良及脂肪泻是由脂肪吸收转运障碍所致，使脂肪潴留于肠吸收上皮或黏膜固有层而呈现白色的绒毛。但病理活检提示，脂肪吸收运转障碍似乎不是本病的病因，这可能是由炎症影响细胞内脂肪代谢所致。虽然在电镜下十二指肠白点处组织可见淋巴管扩张等改变，但可能只是局部炎症的表现，而非全身脂肪代谢紊乱的表现。

有人认为，十二指肠白点综合征与慢性胆系疾病、胰腺疾病有关，目前还缺乏流行病学及临床调查支持。但多数研究显示，十二指肠白点综合征与十二指肠溃疡无明确因果关系。

(二)病理

1.光镜检查

镜下可见白点处十二指肠黏膜呈慢性炎症改变。主要表现为淋巴细胞、浆细胞、单核细胞及嗜酸性粒细胞浸润，绒毛间质中的淋巴管和血管扩张，十二指肠肠腔扩大，绒毛末端呈现灶状透亮空泡分布。冰冻切片检查可见有脂肪沉着。这些改变都提示了本病是一种慢性炎症。

2.电镜检查

正常十二指肠绒毛呈现指状或分叶状，隐窝紧密相靠。十二指肠炎时，绒毛排列紊乱，不规则，绒毛增粗变短，隐窝体积及相互间距扩大。特征性改变是肠黏膜吸收上皮细胞内大量脂质储存。

随着炎症加重，可观察到储存脂质可对细胞核、细胞器挤压的现象。细胞器内亚微结构退行性变，电子密度降低。细立体变性、增多，密集分布在细胞核周围。粗面内质网扩张成囊状或球状，滑面内质网代偿性增多。个别染色体呈凝集现象。

(三)临床表现

本病发病以青壮年多见，男性多于女性。临床上多无特异性症状，常表现为无规则的上腹部疼痛或不适；恶心、胃灼热、嗳气、食欲缺乏，消化道出血少见。

有少数患者可表现为典型的脂肪泻：粪便量较多，不成形，呈棕黄色或略发灰色，恶臭，表面有油脂样光泽，镜检可见大量脂肪球。

临床上观察，一部分患者伴有慢性胃炎、消化道溃疡、慢性胆囊炎、胆石症、慢性胰腺炎等，临床上十二指肠白点综合征更容易与其他消化道疾病相混淆，要与十二指肠息肉、十二指肠布氏腺增生症、十二指肠霜样溃疡、十二指肠淀粉样变性等疾病相鉴别，因此大部分患者在内镜检查前往往难以预测有十二指肠白点综合征的存在。

（四）辅助检查

1.实验室检查

实验室检查多无明显异常，少数老年患者生化检查可提示有血脂升高，部分患者粪便常规可见脂肪球。幽门螺杆菌检测结果显示本病似与幽门螺杆菌感染无关。

2.内镜检查

内镜下十二指肠黏膜白点多位于壶腹部，特别是前壁大弯侧，后壁较少发生，少数位于十二指肠上角或降部，病变部位可能与血管、淋巴管的走行有关。

白点可密集成簇或散在稀疏分布，圆形或椭圆形，直径为 1～3 mm，多数平坦，少数微突出于黏膜表面呈斑块状或轻度凹陷呈脐状，表面乳白色或灰白色，由脂肪储存、淋巴管扩张所致。边界清晰，多无分泌物，从淡黄色十二指肠炎黏膜过渡到正常黏膜。白点或白斑表面光滑，质地硬，反光增强。镜下观察斑块可呈绒毛状，有些可被胆汁染成黄白色，用水冲洗后无变化。病变周围的十二指肠黏膜可有充血水肿、粗糙不平、花斑样改变，失去正常绒毛外观。由于十二指肠炎常伴有慢性胃炎、消化性溃疡，因此在内镜检查时，要仔细、完整地观察整个上消化道，避免遗漏其他病变，作出正确的内镜诊断。

内镜下需要鉴别的疾病主要有十二指肠炎性息肉、十二指肠布氏腺增生症、十二指肠霜样溃疡。十二指肠炎性息肉多为广基、扁平样隆起，表面充血，息肉周围的十二指肠黏膜呈现不同程度的炎症表现。十二指肠布氏腺增生症内镜下表现为结节状多发性微隆起，表面色泽正常。十二指肠霜样溃疡多呈点片状糜烂，溃疡表浅，多散在分布，黏膜充血、水肿，溃疡表面可覆薄白膜，似霜降样，故此得名。

（五）治疗

治疗原则同前述十二指肠炎，多数针对症状采取相应治疗措施。

对有明显胃灼热、上腹痛，胃酸检测偏高的患者可应用抑制胃酸的药物，常用质子泵抑制剂或 H_2 受体拮抗剂，多可取得满意疗效；对有上腹部不适、腹胀、食欲缺乏的患者，内镜下诊断明确后，可给予改善胃动力的药物（如多潘立酮、莫沙必利);配合黏膜保护药也可对缓解症状有帮助。

目前,关于幽门螺杆菌感染在本病发病机制中的作用尚不清楚,有报道称,十二指肠白点综合征经抑酸、抗幽门螺杆菌治疗,可使十二指肠白点减少或消失,相关研究有待进一步深入。

第三节 缺血性结肠炎

缺血性结肠炎是由各种因素导致某一段结肠供血不足或血液回流受阻所引起的病变,是下消化道出血的常见病因之一。本病首先由 Boley 提出。临床上根据其严重程度可分为一过型、狭窄型和坏疽型,后又将其分为坏疽型和非坏疽型。人群发病率 0.2%～10.0%,可发生于各个年龄组,但 60 岁以上的老人占 90%。

一、病因与发病机制

凡能引起结肠缺血者均可致本病,如全身血流动力学异常或肠系膜血管病变。供血不足是病变的基础,炎症反应是其继发性改变。

本病好发于肠系膜下动脉供血区左半结肠,因为肠系膜下动脉从腹主动脉发出时呈较小锐角下行,与腹主动脉近乎平行,导致从胸主动脉冲下的栓子易进入形成栓塞。主要病因归纳如下。

(1)动脉狭窄或血栓形成、栓子脱落:动脉硬化是引起结肠缺血最常见的原因,特别是病变位于肠系膜动脉开口部位最为严重。粥样硬化斑块脱落形成栓子是另一常见原因。

(2)肠系膜静脉炎:糖尿病或结缔组织病累及肠系膜血管。

(3)育龄期妇女口服避孕药:可致静脉内膜炎,也可能由于激素水平变化,血液黏稠度增加。

(4)正常血流量减少:如心肌梗死、心肌病、充血性心力衰竭、休克、严重脱水、大出血等引起心排血量减少,外周血管灌注不良时,可严重影响结肠血流灌注,导致缺血。

(5)肠管因素:当出现肠梗阻、肠粘连、肠系膜扭转及长期顽固性便秘、灌肠时,肠腔内压力会增高,肠壁血流量降低,从而导致缺血。

(6)腹部手术损伤或结扎肠系膜下动脉。

(7)约15%的患者没有明确原因,可能与血管痉挛、肠道血流调节机制复杂有关。

当各种因素引起肠道缺血、缺氧时,肠黏膜及黏膜下层首先出现损伤,当缺血继续时,损伤向肌层及浆膜层方向发展,引起肠壁全层坏死。黏膜坏死使其防御能力降低,致病菌可侵入肠壁形成炎症,严重时可侵入腹腔或者血液导致腹膜炎及败血症。此外,肠道缺血时释放花生四烯酸、血管活性肽等炎症介质,从而加重炎症的发生,形成恶性循环,最后有效循环不足、发生代谢性酸中毒、中毒性休克及多器官功能衰竭,严重者危及生命。

二、诊断步骤

(一)病史采集要点

1.起病情况

本病多为突发性,可无明确诱因。

2.主要临床表现

本病一般发生于50岁以上的老年人,表现为腹痛、继发便血和腹泻三联征。腹痛多为阵发性绞痛,位于左侧腹部或脐周部。但老年人有时症状可不明显,须提高警惕。腹痛后多继发便血,排褐色或鲜红色血便,但出血量一般不多,基本不需要输血。大量肠液渗出、肠蠕动过快、肠黏膜坏死导致腹泻,部分出现里急后重。可伴有发热、恶心、呕吐、腹胀等症状。病变肠段扩张时可出现腹部膨隆。

3.既往病史

注意询问有无动脉硬化(如高脂血症、冠心病等)、糖尿病、胶原血管病(如硬皮病、类风湿关节炎、系统性红斑狼疮)病史,有无口服避孕药或血管收缩药物史,注意最近是否有休克、大出血、脱水或心力衰竭等病史。

(二)体格检查要点

本病阳性体征并不明显,左下腹可呈轻度的压痛、反跳痛,直肠指检带血。肠鸣音可亢进、减弱,甚至消失。严重时如肠坏疽、肠穿孔,可有明显的肌紧张、反跳痛。

(三)临床资料分析

1.粪便常规及隐血试验

粪便常规见红细胞、白细胞,隐血试验阳性。

2.血常规

白细胞增高,核左移。

3.腹部X平片

腹部X平片见结肠内大量积气,病变处边缘呈锯齿状或乳头状突起,受累肠段痉挛收缩变细、结肠袋消失,重症可见肠壁内线性气影,甚至门静脉积气。

4.其他

必要时继续检查有关项目。

(四)内镜及组织病理学检查

1.结肠镜检查

结肠镜检查是诊断本病的主要和可靠的手段,但怀疑肠坏疽或穿孔时应避免做结肠镜检查。检查前不一定必须做肠道准备,检查时结肠内避免多充气及滑行。病变部位主要在左侧结肠,直肠罕见;病变呈节段性分布,与正常肠段之间有明显界限;活检后出血少;病变形态变化快。依据病程,内镜下分为3期。①急性期:发病后1～3天,表现为黏膜不同程度的充血、水肿、血管网消失。黏膜常有散在的小出血点、红斑或表浅糜烂、不规则溃疡等。②亚急性期:发病后3～7天,以明显的溃疡形成为特征,可呈纵行或潜行性。③慢性期:发病后2周至3个月,结肠黏膜可完全恢复正常或有轻度慢性炎症改变,表现为水肿慢慢消失,溃疡逐渐变白,少数可出现肠腔狭窄。

病理学检查显示为结肠黏膜非特异性炎症改变,对病因诊断帮助不大,但可排除肿瘤、结核等。活检标本注意寻找黏膜及黏膜下层的血管病变,血管炎、血栓形成或多量含铁血黄素沉着较具有特征性。

2.X线气钡双重对比造影

结肠气钡双重对比造影有一定的诊断价值。其影像学特征性改变为:①指压痕征,出现率最高。②管腔狭窄,但能恢复正常。③多发龛影。④囊袋形成。但病情较重的缺血性结肠炎由于出血明显,钡剂不能很好地附着于肠黏膜,会导致影像不清;而且肠腔过度充气,会加重病情,严重时可导致肠穿孔,因此该检查不作为首选,且须掌握好适应证。

3.超声检查

彩色多普勒超声能够测量门脉和肠系膜静脉的血流量,可见缺血性肠段的血液明显减少,对判断血管内血栓形成有一定价值,并有助于确定缺血的范围,判定预后。内镜超声检查表现为肠壁黏膜及黏膜下层的弥漫性增厚,回声不均。肠壁增厚不低于1.2 cm时要高度怀疑为坏疽型缺血性结肠炎的可能。

4.选择性肠系膜动脉造影

选择性肠系膜动脉造影有助于了解血管的走行分布,发现血管一些特征性病变,如肠系膜动脉分支变窄、肠道血管分支不规则、动脉弓痉挛及透壁血管充盈缺损等。但阴性结果并不能排除此病。

5.CT 检查

CT 检查可见不规则肠壁增厚、呈节段性分布,有时可发现引起缺血的血管性病变,对病因学诊断有一定帮助。

6.其他

粪便培养均为阴性。可出现代谢性酸中毒、电解质紊乱、氮质血症等。血生化可出现转氨酶、淀粉酶、脂肪酶、乳酸脱氢酶、碱性磷酸酶等升高,但很少超过正常的 2 倍。

三、诊断对策

(一)诊断要点

(1)年龄＞60 岁的老人,尤其是既往有高血压、糖尿病、高脂血症、类风湿关节炎等基础疾病的患者,或长期口服避孕药的年轻女性。

(2)有突发性腹痛,继而出现便血、腹泻等典型临床表现。

(3)结肠镜、钡剂灌肠等辅助检查支持。

(二)鉴别诊断要点

本病临床表现无特异性,易造成误诊,须注意与其他疾病鉴别。

1.炎症性肠病

缺血性结肠炎最常被误诊为炎症性肠病,但缺血性结肠炎具有症状消失快,内镜下病变恢复快的特点,有别于其他肠道疾病。缺血性结肠炎多见于中老年人,而克罗恩病及溃疡性结肠炎多见于中青年人。缺血性结肠炎与溃疡性结肠炎相比,呈节段性分布,病变黏膜和正常黏膜分界清楚,不累及直肠;与克罗恩病相比,无鹅卵石样改变。

2.肿瘤

个别患者充血水肿严重,肠镜下表现为黏膜呈暗红色,结节状,甚至呈瘤样隆起,易误诊为结肠癌,须提高警惕。活检有疑问时,动态观察病情变化非常重要。

3.肠结核

中青年患者多合并肠外结核,主要是肺结核;有发热、盗汗等结核毒血症状;

可能发现腹部包块，右下腹多见；慢性过程；卡介苗纯蛋白衍生物试验阳性；抗结核治疗有效；纤维结肠镜检查病变主要在回盲部，活检发现干酪样坏死或分枝杆菌具有诊断意义。

4.抗生素致急性出血性结肠炎

有长期大量使用广谱抗生素史；粪便中可能出现假膜；粪便中找到机会致病菌。

四、临床类型

本病按缺血程度分为3型。

(一)一过型

缺血程度轻、短暂，仅引起黏膜和黏膜下层的病理改变，但均可逆，能完全恢复正常。

(二)狭窄型

缺血程度较重或短暂反复发作，肠壁多次破坏、修复，纤维组织增生，引起肠管不可逆性狭窄。

(三)坏死型

缺血程度重、完全，发生速度快，造成肠壁扩张，全层坏死、穿孔。

五、治疗对策

(一)治疗原则

以对症支持治疗为主。

(二)治疗计划

(1)患者卧床休息、吸氧、禁食、胃肠减压和肠道外营养以减轻肠道负担，促进病变肠段的恢复。

(2)补充血容量，可用右旋糖酐-40改善微循环。

(3)纠正电解质、酸碱平衡紊乱。

(4)适当应用对肠道细菌敏感的抗生素，如甲硝唑或广谱抗生素等防治感染，可减轻内毒素血症，有利于肠缺血的恢复。

(5)疑为肠坏疽或穿孔时，应及时剖腹探查以切除病变肠段。

(6)治疗方案的选择：大部分非坏死型缺血性结肠炎为一过性和自限性，即使没有特殊治疗，也可自行缓解。对于临床症状和体征较明显的患者，在积极治疗原发病的基础上，以对症支持治疗为主，并密切观察病情。约2%的患者即使进行积极的非手术治疗，病情仍会进一步发展，如果出现腹部疼痛进行性加重，同时全身情况恶化，伴有白细胞计数增高、酸中毒等，提示有肠坏死的可能，应当及时进行结肠镜检查，确定肠坏死的范围和程度，然后进行剖腹探查。如果患者伴有明显的肠管扩张，最好先经结肠镜进行肠腔减压，再行手术。对于缺血性结肠炎引起的肠管狭窄，大部分患者是不完全狭窄，不会引起肠梗阻，无需手术。

六、病程观察及处理

(1)病情观察要点：观察腹痛、血便量及次数，记录粪便量。观察血压和心率，避免因为禁食导致容量不足。症状持续者要加强腹部体征的观察。

(2)疗效判断与处理。

七、预后评估

由于缺血性结肠炎在临床上较少见，且大部分为一过性和自限性疾病，但确有部分患者发展迅速，预后凶险。本病的发展与转归取决于以下因素。

(1)血管闭塞或血流灌注不足的程度。

(2)闭塞血管的直径。

(3)缺血的时间与程度。

(4)缺血过程的发展速度。

(5)侧支循环建立的程度和有效性。

八、出院随访

观察患者粪便的情况，尤其是坏死型和狭窄型的患者要随访肠梗阻程度，必要时手术解除梗阻。

第四节　急性出血坏死性小肠炎

急性出血坏死性小肠炎是小肠的节段性出血坏死性炎症，起病急骤，病情重。四季均可见散发的患者，夏、秋季高发，我国南方发病率较北方为高，青少年、儿童发病率较成年高，男性患者较女性多。

一、病因与发病机制

本病病因不完全清楚，可能与发病有关的因素如下。

（一）感染因素

C型产气荚膜杆菌（产生B毒素的Welchii杆菌）感染被认为与发病有关，国内一项14例患者粪便培养报道中7例有Welchii杆菌。该菌为一种专性厌氧菌，其产生的B毒素可影响人体肠道的微循环，导致斑片状坏疽性肠道病变。另在部分患者的血及粪便培养中发现有大肠埃希菌等革兰氏阴性菌、葡萄球菌或链球菌，也可能与病程中的化脓性病变有关。

（二）胰蛋白酶减少或活性减低

实验证明，胰蛋白酶在防止本病发病中起重要作用，胰蛋白酶能降解Welchii杆菌产生的B毒素。某些影响胰蛋白酶的因素可诱发本病：①长期的低蛋白饮食会使肠道内的胰蛋白酶处于较低水平。②某些食物，如生甘薯，生大豆粉等含有耐热性胰蛋白酶抑制因子，大量进食此类食物可使胰蛋白酶活性降低。③肠内蛔虫感染可产生一种胰蛋白酶抑制物，据统计约80%的本病患者合并肠蛔虫症。

（三）饮食不当

进食被病原菌污染的肉食及由素食习惯突然改变为以肉食为主时，肠道内的生态环境发生改变，易于Welchii杆菌繁殖并产生大量毒素而致病。

（四）变态反应

根据起病迅速，患者粪便、血培养中未能确定专一的病原菌，肠道病变为肠末端小动脉壁内纤维素样坏死和嗜酸性粒细胞浸润，有学者认为本病的发病与变态反应有关。

二、病理

病变最易发生在空肠下段和回肠，也可累及十二指肠、结肠和胃。可单发或多发，病变常发生于肠系膜对侧缘，与正常组织界限清楚，呈节段性分布，多发者病变肠段为“跳跃式”。

病理改变主要为肠壁小动脉内类纤维蛋白沉着，血栓形成造成小肠坏死出血。病变始于黏膜层，表现为水肿，散在片状出血，溃疡形成，表面坏死覆盖灰绿色假膜，病灶周围有大量嗜酸性粒细胞、中性粒细胞及单个核细胞浸润，逐渐向肌层发展甚至累及浆膜层以致腹腔内有浑浊的血性渗出。病变肠道增厚变硬，严重者可致肠溃疡穿孔而造成腹膜炎。肠壁肌间神经丛营养不良。肠系膜水肿可有淋巴结肿大软化。肠道外器官有时也发生病变,常见肝脂肪变,脾、肺间质炎变,肺水肿,偶有肾上腺灶性坏死。

三、临床表现

本病起病急骤,病前多有不洁饮食史,主要表现为腹疼、腹胀、腹泻、便血及全身毒血症。

(一)腹痛

本病起病时首先表现为脐周及左上腹痛,逐渐遍及全腹,腹痛为绞痛,初为阵发性,逐渐至持续痛,阵发加剧。

(二)腹泻

随腹痛出现腹泻,初为糊样便,逐渐至黄水样便,每天排便数次至十余次,无里急后重。

(三)便血

腹泻中多有便血,为血水样、果酱样便,重者可有暗红色血块,血便中常混有腐烂组织,有恶臭味。出血量不等,重者每天可达数百毫升,便血时间持续不等,可间断发作,长者达 1 个月。部分患者腹疼不重,以血便为主,病情较轻者仅有少量便血或粪便隐血试验阳性。

(四)腹胀呕吐

腹痛后多有腹胀。恶心、呕吐频繁,呕咖啡样或血水样物,常混有胆汁,部分患者可呕出蛔虫。

(五)全身中毒症状

起病时可有寒战,发热,体温一般为 38～39 ℃,少数可为 41～42 ℃,持续 4～7 天。全身不适,虚弱,重者有嗜睡、谵妄、抽搐、昏迷,出现中毒性休克。

(六)体格检查

腹胀,腹肌紧张,肠型可见,有时可触及压痛性腹块,腹部压痛明显,可有反跳痛;有腹水时可叩出移动性浊音,早期肠鸣音亢进,有肠麻痹及腹水时肠鸣减弱或消失。中毒性休克时精神淡漠,神志障碍,皮肤呈花斑样,肢端湿冷,血压下降。

(七)并发症

本病并发症可有麻痹性肠梗阻、肠穿孔、腹膜炎等。

四、实验室及影像学检查

外周血白细胞升高为(12～20)×10^9/L，中性粒细胞增多伴核左移。粪便隐血试验阳性，细菌培养可有大肠埃希菌、葡萄球菌、链球菌等生长，厌氧菌培养偶可发现产气荚膜杆菌。

X线以平片检查为主，可见小肠扩张积气或液平面，肠坏死穿孔可有气腹征，急性期钡剂造影易致肠穿孔，应为禁忌。急性期后钡剂可见肠管狭窄，扩张，僵直，肠间隙增宽，蠕动减弱或痉挛，肠壁增厚，黏膜粗糙，可有肠囊肿样充气。

五、诊断

可根据腹痛、便血、发热、休克等症状结合X线平片诊断。应与中毒性菌痢、急性阑尾炎、阿米巴病、肠套叠、肠梗阻、过敏性紫癜等鉴别，本病常伴发肠蛔虫症，也应注意鉴别。

六、治疗

本病主要采用内科治疗，结合中医治疗多可取得良效，必要时可行外科手术治疗。

(一)内科治疗

1.症状治疗

(1)支持治疗：患者应卧床休息并禁食(中药不禁)，症状明显好转时可逐渐过渡到流质饮食，软食至普通膳食，进食的时机应根据病情适时选择，过早进食病情可能反复，过迟则会使病情迁延。禁食中为保证机体的需要，应补充足够的热量、水、电解质及维生素。静脉补充葡萄糖和生理盐水，一般每天儿童补液量为80～100 mL/kg，成人为2 500～3 000 mL，补液量要根据丢失液体及失血加生理需要来决定。患者消耗较重，补液应以葡萄糖为主，占补液量的2/3～3/4，必要时可加输血浆、水解蛋白、氨基酸制剂、脂肪乳剂等。经补液治疗每天尿量可达1 000 mL。便血严重及贫血时应输新鲜血，输血前可肌内注射苯海拉明20 mg，防止输血反应。

(2)抗休克治疗：抢救休克是治疗成功的关键，应采取多种措施积极治疗。①补液纠正有效循环血容量不足：可输注生理盐水，林格氏液等晶体液或羧甲基淀粉，清蛋白及新鲜全血，原则上晶体和胶体液交替使用。输液速度应适当以防肺水肿。②应用升压药：在补足血容量后如血压仍不升高可考虑使用升压药。常用的升压胺类药物能增加心排血量，收缩外周小血管纠正休克。药物有间羟胺、多巴胺、去甲肾上腺素等，用药剂量、输液浓度及速度可依据病情和用药后血压情况来定。如同时存在酸中毒应及时纠正以提高血管对升压药的敏感性。③应用胆碱能受体阻滞剂：胆碱能受体阻滞剂可扩张小动脉改善微循环灌注，升高血压纠正休克；同时还能解除平滑肌痉挛，减少肠黏膜缺血；缓解腹痛；稳定溶酶体膜减轻组织坏死程度。近年来有人主张大剂量使用。常用山莨菪碱成人 20 mg，小儿 0.5 mg/kg 稀释后静脉滴注，根据病情于 5～20 分钟后可重复给药至皮肤花斑消失，肢端转温，血压回升时逐渐减量并延长给药间隔，疗效较好，不良反应为心率增快。青光眼患者忌用。前列腺增生者慎用。④动脉输血：对中毒明显的顽固性休克或经输血补液及应用血管活性药物后血压仍不升高者可使用动脉输血。⑤人工冬眠：可调整血管舒缩反应，减少氧的消耗，减少毒素吸收，稳定病情。应用于烦躁、谵妄、高热患者中时应注意呼吸抑制的不良反应。⑥应用肾上腺皮质激素：激素能拮抗内毒素减轻毒血症；增强心肌收缩力，扩血管降低外周循环阻力，抗休克；稳定溶酶体膜减少渗出，抑制炎症介质，抗变态反应。一般主张早期、大剂量经静脉短时间应用。常用氢化可的松（儿童 4～8 mg/kg，成人200～300 mg）或地塞米松（儿童 1～2.5 mg，成人 5～10 mg）每天1 次，静脉滴注，休克控制后及时停药，因为肾上腺皮质激素有加重肠道出血和促发肠穿孔的危险，应予注意。

抗休克治疗中应根据血流动力学监测结果，如中心静脉压及动脉压来选择药物。在血压上升并稳定后可给呋塞米 40 mg 静脉注射或 20%甘露醇 250 mL 快速静脉滴注（20 分钟内滴入）利尿，以防发生急性肾衰竭。

(3)纠正电解质、酸碱平衡失调：由于呕吐、腹泻及禁食可出现低血钾和代谢性酸中毒，针对此二项治疗也很重要。①补钾：肠液一般含 K^+ 30 mmol/L，严重腹泻是缺钾的重要原因。血 K^+ 量由 4 mmol/L 降至 3 mmol/L 时，机体失 K^+ 量为 200～400 mmol，每天应补钾 3～5 g，血 K^+ 量降至 2 mmol/L 时，机体失 K^+ 量为 400～800 mmol，每天应补钾 8～12 g。补钾时最好保证尿量在 1 000 mL/d 以上，补钾浓度宜在 0.3%以下，速度勿过快。肾功能不全者应慎重补钾。②纠正酸中毒：可输注 5%碳酸氢钠，根据酸中毒程度决定用量。在酸中毒伴低血钾时存在细胞内低钾，酸中毒纠正后 K^+ 转移至细胞内，加重低血钾，应注意及时补充。

(4)对症治疗：高热烦躁者可予解热镇静药，物理降温或中药紫雪散；腹胀明显者，可进行胃肠减压；便血严重者可用静脉注射对羧基苄胺，酚磺乙胺，巴曲酶及维生素 K 等，也可用凝血酶口服；腹痛明显者可注射山莨菪碱或配合针刺治疗。

2.病因治疗

尽管确切的病因尚不清楚，也可针对可能的病因进行治疗。

(1)抗感染：①抗生素治疗，本病发病与细菌感染有关，选用适当的抗生素可控制肠道内细菌，减轻病损，一般选用对革兰氏阴性菌敏感的抗生素。如氨苄青西林，每天 4～14 g；氯霉素(儿童 30～50 mg/kg，成人1～1.5 g)；庆大霉素(儿童 4 000～8 000 U/kg，成人 16～24 万 U)；卡那霉素(儿童 20～30 mg/kg，成人 1～1.5 g)；多黏菌素 1～2.5 g，头孢唑啉、头孢噻肟、头孢曲松等可选用。甲硝唑对厌氧菌有较好抗菌作用，一般用 7.5 mg/kg 每天 4 次静脉滴注或 400 mg，每天 4 次口服，效果较好。抗生素治疗应早期、足量、联合使用，尽量静脉给药，一般选用 2 种作用机制不同的药物联用。使用中注意某些药物的变态反应，耳、肾毒性及骨髓抑制等不良反应。②抗血清治疗，Welchii 杆菌感染与发病关系较密切，使用 Welchii 杆菌抗血清42 000～85 000 U 静脉注射，有较好疗效。③驱虫治疗，本病合并蛔虫感染的患者很多，呕出蛔虫或粪中查到蛔虫卵者可加用驱虫药。如噻嘧啶每天 10 mg/kg 或枸橼酸哌吡嗪(儿童 150 mg/kg 成人 3～3.5 g)，与左旋咪唑 150 mg，每天 2 次联用，连服 2 天。

(2)胰蛋白酶治疗：胰蛋白酶浓度降低和/或活性降低与发病有关，补充胰蛋白酶可降解 Welchii 杆菌产生的 B 毒素并可清除肠内坏死组织。可用胰蛋白酶 0.6～0.9 g，每天 3 次，口服；重者另加 1 000 U，每天1 次，静脉滴注，对减轻病情有利。

(3)抗变态反应治疗：色甘酸钠通过抑制磷酸二酯酶使 cAMP 浓度增加，稳定肥大细胞膜，阻止肥大细胞脱颗粒，从而抑制组胺、5-羟色胺、慢反应物质等变态反应介质的释放，并选择性抑制 IgE 与变应原结合，对Ⅰ型和Ⅲ型变态反应有良好的预防及治疗作用。用量为 100～600 mg，每天 3 次。

3.中医学治疗

近年来采用中西医结合治疗本病取得了很好的疗效。本病在中医中属于肠痈热毒壅滞，热毒结腑的范畴，在采用西药治疗的同时可根据不同征象，辨证施治。治则以清热解毒，凉血止血，通里攻下，补气摄血为主，方用黄连解毒汤、大承气汤、小承气汤、据证加减。病变后期则以健脾益气为主，方用竹叶石膏汤加减。也可采用针刺治疗。

(二)外科治疗

一般内科中西医结合治疗即可，危重患者或内科治疗效果不显著，病情加剧伴严重并发症时常需外科手术治疗。

1.手术指征

(1)反复大量肠出血,经中西医结合治疗无效,休克不能纠正。

(2)已有肠穿孔或严重腹胀经胃肠减压无效,有肠穿孔危险。

(3)肠道毒素持续吸收出现败血症、感染性休克用中西医结合治疗无效。

(4)有大量脓性血性腹水或腹腔脓肿需手术引流。

(5)不能排除其他需手术解决的急腹症。

对有明显指证者争取早期手术效果较好。

2.手术方法

宜根据患者的全身情况及病变程度决定手术方法。

(1)以肠管充血、黏膜下出血为主,无肠坏死或肠穿孔者可用0.25%普鲁卡因做肠系膜局部封闭来改善病变肠段微循环,促进肠蠕动。

(2)病变较重有范围局限的肠坏死,可做坏死肠段的彻底切除(切除范围应大于坏死范围),后行肠端-端吻合。

(3)肠坏死病变广泛,肠穿孔者行肠段切除,穿孔修补或肠外置术,无法切除者行造口术,腹膜炎行相应处理。

术后应继续行内科治疗。

七、预后

休克为本病的重要死亡原因之一,病死率因被观察患者的病情不同,报道也不一,一般在5%~50%。我国发病病情以南方为重,少年较青壮年重。疾病过程严峻,但如治疗得当,度过危险期可以痊愈,一般不再复发,不留后遗症。

第五节 Whipple病

Whipple病(Whipple's disease,WD)又称肠源性脂肪代谢紊乱,是一种罕见的多系统性疾病,最早由美国病理学家George H.Whipple发现并描述,是一种以腹泻和吸收障碍为特征的慢性多系统疾病,可累及骨关节、心血管、神经系统、呼吸系统等。

一、流行病学

关于WD的发病率没有确切的统计资料,一份1 000例WD回顾性文献报道表明，本病好发于中老年人，平均年龄50岁，男女比例8∶1，少数有家族遗传背景。国外报道较多，国内尚未见个例报道，提示本病的发生可能与种族有一定关系。

二、病因病理

研究者用PAS染色发现，本病患者的小肠黏膜固有层中有大量PAS阳性颗粒的泡沫状巨噬细胞聚集，后在电镜下证实PAS染色阳性的颗粒为一种杆菌，后命名*T.Whippleii*，并体外培养成功，该菌基因组大小约0.9 Mb，缺乏合成三羧酸循环代谢中关键酶及生物合成氨基酸途径。*T.Whippleii*不同于普通的革兰氏阳性或阴性菌，无脂多糖结构，可在自然界广泛存在，并对外界环境尤其是低温环境有良好的适应能力。

病变好发于空肠、胃肠淋巴结、关节、心脏、中枢神经系统、肺等几乎全身各组织器官。活检可见小肠扩张，肠壁增厚僵硬，黏膜粗糙无光泽，散在黄色斑块，肠系膜及腹腔动脉周围淋巴结肿大。光镜下可见小肠绒毛呈杵状，变钝或萎缩，或无绒毛的脑回状结构。小肠黏膜内巨噬细胞增多，内含PAS阳性的棒状颗粒，电镜下可见由杆状细菌组成，可分布在黏膜的任何层次，以吸收上皮和血管周围最多。

三、发病机制

细菌在自然界广泛存在，而只有一部分人罹患，少部分患者有家族遗传背景，推测可能与感染、免疫缺陷及遗传等多种因素相关。

(一)感染因素

近年来，不同实验室的几位学者同时在电镜下发现病变组织中有病原菌浸润，并在活检组织中培养出细菌。随着聚合酶链式反应技术的广泛运用，在外周血中也检测到*T.Whippleii*的DNA，同时抗生素治疗有效，为该病的感染源性机制提供了依据。但*T.Whippleii*的感染途径尚不清楚，可能经口感染人体，侵犯全身多个器官。

(二)遗传因素

有研究表明，WD的发生有一定家族遗传背景，提示遗传因素可能在WD的发病机制中起一定作用。欧美文献统计，HLA-B27与WD发病有较高的相关性。

(三)免疫因素

有研究证实，WD患者存在T细胞和巨噬细胞功能缺陷。WD患者的B细胞、

T细胞数量减少，$CD8^+$细胞增多，$CD4^+/CD8^+$下降；巨噬细胞吞噬杀伤力减弱，不能有效分解 *T.Whippleii* 抗原，可能与巨噬细胞吞噬受体α链CD11b表达减少有关。

研究中还发现，单核细胞、巨噬细胞对 *T.Whippleii* 感染后会表现出不同的杀伤活性：*T.Whippleii* 感染巨噬细胞后可在细胞中生长繁殖，到一定程度巨噬细胞凋亡裂解，*T.Whippleii* 随之播散，并被其他的巨噬细胞吞噬，完成下一轮生长、繁殖、播散过程；而单核细胞可有效吞噬杀灭 *T.Whippleii*，同时不伴细胞凋亡的发生。截然不同的杀伤活性可能与白细胞介素-16(IL-16)及抗氧化物质有关。

有研究表明，*T.Whippleii* 感染巨噬细胞可IL-16表达增加，而IL-16可负反馈抑制细胞的吞噬杀伤活性；血清IL-16水平还与WD活动度相关，WD患者血清中的IL-16水平高于健康人，经过有效治疗后，IL-16水平可降低至正常水平。

硫氧化还原蛋白是细胞内一种抗氧化剂，除了参与细胞氧化还原反应，还可激活核转录因子NF-κB、AP-1的转录活性，抑制细胞凋亡，单核细胞感染 *T.Whippleii* 伴硫氧化还原蛋白表达增加，而在巨噬细胞内，硫氧化还原蛋白的转录及表达均是被抑制的。

四、临床表现

本病患者以40～60岁中年男性多见，多数患者表现出以脂肪泻为特征的消化道症状，同时有体重下降、吸收障碍，称为典型的WD三联征，同时伴有长期低热、关节疼痛、消瘦等症状，但也有部分患者仅以关节痛、心脏、神经系统症状为主要表现，临床表现复杂多样。

(一)消化系统

临床上80%的患者表现脂肪泻、急剧消瘦，伴腹痛、营养不良，有时可有消化道出血，临床常疑为恶性肿瘤而行腹腔内周围淋巴结检查，木糖吸收试验可有吸收障碍。部分患者可没有消化道症状，称“干性WD”。

(二)骨关节

半数以上患者存在关节病变，表现为反复发作性关节炎、关节痛、手足搐搦。病变常累及周围大关节及四肢关节，如膝、踝、骶髂、掌指、腕、肩、肘等，与类风湿关节炎不同的是该病累及的关节损害非变形也非破坏性，关节炎可持续数周，消退后不留后遗症。

(三)心血管系统

35%～65%的患者可并发心血管系统损害,主要表现为感染性心内膜炎、心包炎、心肌炎。*T.Whippleii*感染所致的心内膜炎临床表现不典型,无明显发热,既往无瓣膜病史,血培养阴性,心包炎、心肌炎早期多无症状,但后期可导致缩窄性心包炎、充血性心力衰竭,超声心动图检查、心电图检查可有阳性发现。

(四)神经系统

20%～30%的患者存在中枢神经系统损害表现,有部分 WD 患者以中枢神经系统症状为首要症状,主要表现为头痛、嗜睡、记忆力减退、痴呆、肌麻痹、肌阵挛。中枢神经系统症状的出现提示 WD 预后不良。神经系统症状可出现于疾病晚期,也可出现于胃肠道症状之前或不伴胃肠道症状。

(五)其他

少部分患者还可出现皮肤紫癜、皮下结节、慢性咳嗽、浆膜炎、全身淋巴结肿大、脾大、葡萄膜炎、虹膜炎及甲状腺功能减退等。

五、辅助检查

(一)实验室检查

患者多存在不同程度的贫血,白细胞计数增多和血小板计数增多(血小板增多可能与脾功能减退有关);同时红细胞沉降率增大,骨髓活检未见恶性血液病征象,有的呈非干酪性肉芽肿性骨髓炎,木糖吸收试验提示小肠吸收功能不良。

(二)小肠镜检

小肠(空肠、回肠)黏膜充血、水肿、糜烂、溃疡,光镜下可见固有层内大量 PAS 阳性的泡沫状巨噬细胞浸润,电子显微镜下可见 PAS 阳性颗粒由杆状细菌组成。少数患者病变早期病检为阴性,可能与活检取材未取及病变部位和早期选用抗生素治疗有关,因此多处取材对明确诊断很必要。若在淋巴结、中枢神经系统、心脏、胃肠、滑膜等组织中发现 PAS 阳性的巨噬细胞,则说明 WD 的多系统损害。

(三)分子生物学

近年来,用 *T.Whipple* 的 16S rDNA 作为引物,对活检组织、血液等进行聚合酶链式反应分析,可直接检测到病变组织中 *T.Whipple* 的存在,为该病的诊断提供一定依据。

六、诊断及鉴别诊断

(一)诊断

凡有长期慢性腹泻、急剧消瘦、腹痛伴关节痛和/或全身淋巴结肿大者,应高度怀疑有该病的可能。

小肠镜检查结合病理活检是诊断 WD 可靠的方法。镜下可见小肠黏膜充血、水肿、溃疡或糜烂,黏膜活检可见肠黏膜固有层下大量 PAS 阳性泡沫状巨噬细胞浸润,电镜下证实巨噬细胞内有小棒状杆菌,可作出诊断,是确诊的金标准。

有人提出用 *hsp*65 等基因为靶基因,通过实时聚合酶链反应,扩增出 *T.Whipple*的 DNA 来诊断该病,但也有学者提出质疑,认为聚合酶链反应扩增出 *T.Whipple* 的 DNA 序列并不是该病的特异性表现,因为T.Whipple的 DNA 在健康正常人中也存在,而认为诊断该病的金标准是小肠镜结合黏膜活检有 PAS 阳性的巨噬细胞。

本病可累及多个器官,若患者以发热、关节炎、心血管及神经系统症状肠为主时,诊断较困难,需结合病史、完善的实验室检查结果,尤其是多次活检取材来确定。

(二)鉴别诊断

消化道症状需与引起慢性腹泻的疾病,如炎症性肠病、胃肠道恶性肿瘤、肠结核等鉴别;伴有骨关节疾病需与类风湿关节炎、强直性脊柱炎等鉴别;神经系统症状需与阿尔茨海默病、肌阵挛、多发性硬化等疾病鉴别;与获得性免疫缺陷综合征鉴别,两者黏膜活检均可见 PAS 阳性巨噬细胞浸润,获得性免疫缺陷综合征患者细胞内的鸟分枝杆菌是一种耐酸菌,而 *T.Whipple* 则不是,也可用电镜加以鉴别。

七、治疗

抗生素使用之前,该病患者病死率很高,近年来随着对本病及病原菌研究的深入,尝试性使用抗生素,患者多可治愈,抗生素的正确选用及治疗时间对疾病的疗效、转归、预后有重要意义,经验性治疗方案有以下两种。

(1)静脉注射第 3 代头孢类抗生素 2 周,后改为甲氧苄啶-磺胺甲噁唑(TMP-SMZ)口服至少 1 年,该治疗方案可明显降低复发率,TMP-SMZ 易通过血-脑屏障,能清除脑组织中的*T.Whipple*,对存在中枢神经系统症状的患者也有较好的疗效。

(2)联合应用青霉素和链霉素,共 10～14 天,后改为四环素口服 10～12 个月。

有学者应用 γ 干扰素、免疫球蛋白治疗反复发作的 WD 及中枢神经系统症状为表现的 WD 也取得良好的效果。一般治疗,如收敛止泻、止痛、维持水和电解质及营养物质平衡,对该病的治疗起一定辅助作用。

患者应食用富含钙、镁、蛋白质、维生素的食物。有严重营养不良者可给予全胃肠道外营养;贫血患者给予适量铁剂、叶酸、维生素 D 和钙剂,延续至脂肪泻停止;伴有手足搐搦的患者可肠外给予钙、镁制剂。

第六节 结直肠息肉

一、定义

结直肠息肉或大肠息肉泛指发生于结肠和直肠黏膜的隆起性病变,是结肠、直肠最常见的疾病。大肠息肉可以是单发性或多发性,可为广基或有蒂息肉。从男、女发生率上看,一般男性的发生率高于女性。在息肉发生位置上看,男性息肉位于左侧结肠的比例高,女性息肉位于右侧的比例高。

从病理性质上分,结肠息肉一般分为腺瘤性息肉、错构瘤性息肉、炎性息肉、增生(化生)性息肉。腺瘤性息肉可以根据其所含的绒毛状成分再进一步分为管状腺瘤(最多见,占 65%～80%)、绒毛状腺瘤(5%～10%)和混合性腺瘤(10%～25%)。错构瘤性息肉可见于幼儿和黑斑息肉病、幼年性息肉病等。结直肠炎性息肉主要见于克罗恩病和溃疡性结肠炎。在慢性血吸虫病患者中,炎症性息肉可能含虫卵或成虫。

还有一些息肉或多发性息肉,临床上很少见,但具有明确的临床特点。Cronkhite-Canade 综合征是一种少见的非遗传性疾病,主要表现为胃肠道黏膜多发性、广泛性息肉样或结节样增厚,息肉无蒂,可见于全消化道或消化道某段。在组织学上与幼年性息肉难以鉴别,患者通常表现为腹痛、严重的肠道蛋白丢失、体重下降和外胚层异常(脱发、指甲畸形和皮肤色素沉着),个别外胚层表现早于息肉出现。大肠多发性神经节瘤性息肉极罕见,文献报道可以作为多发性内分泌瘤综合征或神经纤维瘤病的一种表现出现,也有与幼年性息肉同时出现的报道,极个别以散发性形式出现。大肠多发性淋巴样息肉极其罕见,可以是节段性分布,也可以遍布于整个大肠。息肉呈圆形,黄色或白色,呈结节状突起或小息肉状突起。

二、病因

结直肠息肉发生的确切病因尚不清楚,可能与环境毒素、遗传因素等有关。从息肉发生的遗传学背景上看,绝大多数患者的息肉没有明显的遗传背景,属于散发性发病,在肠道内呈单发或散在多发生长,这些患者的息肉随着年龄的增长发生率逐渐升高;少数多发性大肠息肉是全身性遗传疾病的肠道表现,其息肉在肠道内多呈密集多发,数目较多,比较常见的有家族性腺瘤性息肉、幼年性息肉、黑斑息肉。

三、临床表现

(一)病史

结直肠息肉常没有典型的临床表现,很多患者因消化道或腹部的非特异症状而就诊。体积较大、数目较多或位置特殊的息肉易出现症状。

1.现病史

(1)便血:便血是大肠息肉最常见的表现,可为红色至暗红色血便,或仅为粪便隐血试验阳性,出血或血便常为间断性,息肉引起大出血者很少见。少数患者可因长期慢性便血而出现贫血。

(2)腹痛:较大的息肉尤其是有蒂息肉常可引起腹痛,腹痛可为隐痛、胀痛,如果发生肠套叠、肠梗阻,则可表现为持续性绞痛。在肠套叠复位和梗阻解除后,疼痛缓解,并常伴有排气、排便。这种症状可反复发作。如果梗阻持续,则表现为持续性疼痛,并逐渐加重,严重者可导致肠坏死和穿孔,这种情况需要急诊手术。

(3)其他:距肛门较近的息肉可以引起下坠感,位于肛门口的带蒂息肉甚至可以随排便脱出肛门外。较大和多发息肉可以引起腹泻、便秘和腹泻交替、排便习惯改变。大肠息肉可发生癌变和转移,表现为全身消耗和转移癌症状。

2.既往史和家族史

要特别重视询问患者过去是否有大肠或其他部位息肉的病史和治疗史。询问家族史不详细,可能会漏掉遗传性息肉病的诊断线索。很多患者对家族中亲属病史缺乏了解、记忆不清或者不了解家族史对诊断的意义,这是患者不能正确讲述家族史的重要原因。

(二)体征

1.大肠息肉导致的体征

一般的大肠息肉不导致明显的体征。一些患者,肛门指诊可触及直肠息肉。儿童易发的错构瘤性息肉多位于直肠或直肠-乙状结肠交界处,部分可在大便时脱出肛门外。如息肉导致急性肠梗阻,则可表现为典型的肠梗阻症状,如肠套叠患者可以触及腹部肿物。

2.特殊体征

在家族性息肉患者中,可发现眼、软组织和骨骼的异常表现,如先天性视网膜色素上皮肥大,有些患者以腹部硬纤维瘤表现出的腹部肿物为特点,女性患者常发现甲状腺癌。黑斑息肉患者的口唇、颊黏膜、手和足的掌面有明显的色素沉着。Cronkhite-Canade 综合征患者常表现出脱发、指甲畸形和皮肤色素沉着等外胚层异常,患者消瘦明显。

四、实验室检查及辅助检查

(一)实验室检查

粪便隐血试验可作为初筛手段,但不能排除大肠息肉的存在。长期粪便出血的患者可能表现为贫血。Cronkhite-Canade 综合征患者血清蛋白水平降低。

(二)影像学检查

钡剂灌肠是常用的检查手段,可明确大肠内息肉的情况。对有家族史的患者,全消化道造影可发现胃、小肠的息肉。虚拟肠镜可用于息肉的诊断。

(三)内镜检查

内镜检查是最常用和首选的确诊手段。纤维结肠镜不但可以直观地诊断息肉,还可以进行活检以获得病理诊断。另外,通过纤维结肠镜还可以进行息肉切除、黏膜切除等治疗。纤维结肠镜还可以辅助用于腹腔镜手术,协助对大肠息肉的定位。

(四)遗传学病因检查

目前,已经可以对一些遗传性息肉患者进行致病基因的检测,如家族性息肉的 *APC* 基因、黑斑息肉的 *LKBl* 基因、幼年性息肉的 *SMAD*/*DPC*4 和 *PTEN* 基因等。这些检测可以从基因水平明确疾病的病因,为研究其发病原因、治疗提供基础。另外,一旦明确患者的突变基因,就可以非常方便、快捷地筛查全部家族成员。但目前这些检查耗资大、费时、缺乏标准化、不能排除假阴性结果,因此在国内还没有推广应用。

五、诊断和鉴别诊断

(一)确立大肠息肉的诊断

1.明确息肉的诊断

通过影像学或内镜检查,可以明确大肠息肉的诊断,明确息肉的大小、特点(单发或多发、有蒂或无蒂)、部位和肠道受累情况等。

2.对没有进行全结肠检查的患者,是否需要进一步检查

对通过肛门指诊、肛门镜检查发现的大肠息肉有必要进一步对结肠进行检查,如采用纤维结肠镜、乙状结肠镜或钡剂灌肠等。对多发性息肉、有大肠癌/息肉的病史,或者有大肠癌/息肉的家族史的患者,除非遗传学检查可以排除其易感性,否则均应进行全结肠的检查。对经乙状结肠镜发现的息肉,是否有必要再进行全结肠检查,还存在不同意见,需要综合考虑患者的年龄、家族史、息肉病理特点、内镜检查的技术条件、检查效益与费用等进行选择。

3.大肠息肉是否是唯一的诊断

特别值得提出的是,大肠息肉较少引起消化道症状。对消化道症状明显的患者,如果通过检查发现大肠息肉,但息肉的存在并不足以解释患者的临床症状时,应警惕是否还同时存在其他病变,而息肉仅是一个伴随的疾病。

(二)确定息肉的性质

确定大肠息肉的性质对采取合理的治疗措施非常重要。大肠息肉常分为腺瘤性、错构瘤性、炎症性、化生(增生)性四大主要类别。腺瘤性息肉可以根据其所含的绒毛状成分再进一步分为管状腺瘤、绒毛状腺瘤和混合性腺瘤。

从临床经验看,错构瘤性息肉常见于儿童,炎症性息肉则多见于克罗恩病、溃疡性肠炎,化生(增生)性息肉的发生率随着年龄的增长发生率有所增加。腺瘤性息肉是临床最常见的息肉类型,多见于成人。较大的息肉可能发生癌变,病理检查是判断息肉性质的金标准。

在所有息肉中,腺瘤性息肉具有比较明显的恶变倾向,其中绒毛状腺瘤恶变率最高,被认为属于癌前病变。资料显示,腺瘤的恶变率随其大小而增加,1～2 cm的息肉恶变率在10%左右,>2 cm 腺瘤的恶变率超过40%。腺瘤癌变浸润的程度也是决定治疗方式的因素。早期癌变多为局灶性,通常限于黏膜层,不会侵犯整个腺瘤尤其是蒂部,可经局部切除治愈。癌变侵犯黏膜下尤其是肌层时,发生淋巴转移的概率明显提高。既往认为错构瘤性息肉和化生(增生)性息

肉没有恶变潜能，新近的研究显示，这些息肉也具有一定的恶变可能，不应被忽视。

(三)确定息肉是否具属于遗传性疾病综合征的一种肠道表现

在一些患者，大肠息肉是遗传性息肉综合征的肠道表现，可以按息肉的性质分为腺瘤性和错构瘤性两大类。

家族性腺瘤性息肉(familial adenomatous polyposis，FAP)是最常见的肠道腺瘤性遗传病，多发性大肠腺瘤性息肉是其最突出的临床特点，患者临床表现有腹痛、便血、肠梗阻等。FAP 患者的息肉如不治疗，至 40 岁，一个或数个息肉经增生而癌变的概率可达 100%。FAP 还有典型的结肠外表现，可分为以下 3 组。

(1)上消化道息肉，如胃、十二指肠乃至胆道。

(2)眼、软组织和骨骼表现，如先天性视网膜色素上皮肥大，可以作为早期诊断的特征性依据。下颌骨骨瘤可见于 90%以上的 FAP 患者，也是本病特征性的表现。遗传性硬纤维瘤病也是一个常见的表现，发生率可为 6%～8%。

(3)FAP 患者的大肠外恶性肿瘤发生率明显增高，如 35 岁以下年轻女性的甲状腺乳头状腺癌的发生率是正常人的 50～100 倍，癌常呈多灶性。西方 FAP 患者的十二指肠癌，尤其是十二指肠乳头部癌明显增高(20%～60%)，对 FAP 患者“正常”的十二指肠乳头区随机活检，1/3 的患者有微小的腺瘤灶。日本患者中，50%的 FAP 患者发生胃腺瘤，胃癌的发生率明显增高。FAP 患者发生中枢神经系统髓母细胞瘤的概率是正常人的 92 倍。患儿肝胚细胞瘤的发生率是正常人群的 42 倍。FAP 的发生是由 *APC* 基因种系突变导致。

其他因 *APC* 突变导致的息肉包括 Gardner 综合征、伴中枢神经系统髓母细胞瘤的 Turcot 综合征、遗传性扁平息肉综合征、轻表型 FAP 以及遗传性硬纤维瘤病(或称遗传性侵袭性纤维瘤病)。Gardner综合征表现为大肠多发息肉、多发骨瘤(主要发生于面部和长骨，下颌骨部位占 76%～90%)、表皮样囊肿三联征，伴中枢神经系统髓母细胞瘤的 Turcot 综合征的患者发病年轻，以脑髓母细胞瘤和大肠息肉为特点，病因为 *APC* 基因突变。遗传性扁平息肉综合征和轻表型 FAP 均由 *APC* 突变所致，前者的特点为肠道息肉数目较少，息肉呈扁平状；后者特点为肠道息肉数目少、大肠癌发生晚。遗传性硬纤维瘤病以顽固性、侵袭性局部生长为特征，多见于腹部，尤其多发生于术后、创伤和产后的患者。患者大肠息肉和骨瘤少见，常有大肠腺瘤性息肉和大肠癌的家族史，无先天性视网膜色素上皮肥大。

遗传性错构瘤性息肉主要见于黑斑息肉病和家族性幼年性息肉病患者中，

也可见于更少见的Cowden综合征、Bannayan-Riley-Ruvalcaba 综合征、Gorlin 综合征、遗传性出血性毛细血管扩张症患者中。黑斑息肉病是以消化道错构瘤性息肉和黏膜、肢端色素沉着为特点的常染色体显性遗传病，消化道息肉以小肠最多，大肠和胃也常出现多发性息肉。家族性幼年性息肉患者也呈常染色体显性遗传，息肉多发生在大肠，息肉数目不像家族性息肉那样多。幼年性息肉多为圆形、无蒂、表面光滑。显微镜下见扩张水肿的基质包绕囊状扩张、充满黏液的腺体，平滑肌很少见。

在临床实践中，诊断息肉的标准常引起疑惑。通常息肉的诊断标准是息肉的数目＞100 枚，一般来说，典型的家族性（腺瘤性）息肉能达到这个标准，但不典型的腺瘤性息肉（遗传性扁平息肉综合征和轻表型性 FAP）、错构瘤性息肉则达不到这个标准。故在判断大肠息肉是否属于特定的遗传性息肉时，一定要考虑到息肉的病理性质、患者的家族史，才不至于漏诊。

六、治疗

（一）选择合适的治疗时机

并非所有的息肉都需要立刻进行治疗。一般地，对没有症状，直径＜0.5 cm 的息肉可以定期观察，主要因为这些小息肉很少引起腹部急症，很少恶变。还有些研究者认为，可以根据息肉的性质放宽对非腺瘤性息肉的处理标准，由于非腺瘤性息肉恶变少见，直径＜1 cm 的息肉罕见恶变，故提倡对直径≤1 cm 的非腺瘤性息肉可以进行密切观察。

（二）选择合适的治疗手段

根据息肉的特点，可以选择经肛门切除、肛门镜下显微手术切除、经过纤维结肠镜电灼切除、腹腔镜肠段切除、剖腹肠段切除治疗的方法。

1.经肛门切除

对直肠下段的息肉，通常距离肛门缘 7 cm 以内，可以直接在局部麻醉或骶管阻滞麻醉下经肛门切除。在扩张肛门后，对有蒂息肉，可直接进行蒂部结扎切除息肉。对广基息肉，尤其是绒毛状息肉应切除蒂部周围 1 cm 左右的正常黏膜。在对恶变息肉进行局部切除治疗时，如果息肉浸润黏膜下层，应做全层切除。

2.经肛门镜下显微手术切除

距离肛门 20 cm 以内的息肉，可通过特殊器械做经肛门镜下显微手术切除息肉。这种方法经肛门插入可进行显微手术的肛门镜，通过电视屏幕进行手术，切除息肉并缝合创面。这种方法暴露充分，切除和缝合确切，操作方便，创伤性小，可避免开腹手术。

3.经纤维结肠镜电灼切除息肉

在电灼切除前应尽可能明确息肉的病理性质。对有蒂息肉可用套圈器套住息肉蒂部，进行电灼切除。对广基息肉，可以分次电灼切除。对带蒂息肉，文献中还有通过在息肉蒂部留置钛夹进行切除的方法。对较大的息肉、广基息肉和癌变的息肉，还可以经内镜行黏膜切除或黏膜下注射息肉切除术。Brooker 及 Brandimarte等分别报道用双内镜结肠黏膜切除治疗息肉的方法，可单次切除直径 3～5 cm 的息肉。对位于乙状结直肠曲或脾曲有明显黏膜皱褶难以切除的息肉，可用腹腔镜辅助纤维结肠镜进行息肉切除，可以避免开腹手术。

4.腹腔镜息肉或肠段切除术

此方法用于对较大的息肉、广基息肉、癌变的息肉和区域性多发息肉进行切除，可利用纤维结肠镜辅助进行息肉或病变肠段定位，效果确切，创伤小。Mavrantonis 调查了美国胃肠内镜学会和美国结直肠学会施行腹腔镜的外科医师，发现 68％的医师曾用腹腔镜行息肉切除。对 FAP 伴直肠息肉癌变的患者，Watanabe 等还用手助腹腔镜方法行全结肠切除回肠造口术和腹会阴切除术，可以达到根治，并减少创伤。

5.剖腹息肉切除术或肠切除吻合术

剖腹息肉切除术或肠切除吻合术是治疗不能局部切除的息肉或肠段的传统方法。对较大息肉、阶段性密集分布的息肉、癌变的息肉并明显浸润者，可以行开腹息肉切除术、肠段切除术或大肠癌根治术。对家族性息肉的患者，可施行全结肠切除术、直肠黏膜切除术、回肠储袋肛管吻合术。Vasen 等总结丹麦、瑞典、芬兰和荷兰 FAP 的手术治疗结果，发现回肠储袋肛管吻合术优于单纯全结肠回肠造口和回肠-直肠吻合术，主要是后两者的残留直肠可发生直肠癌，患者在65 岁前死于直肠癌的危险性达 12.5％，且 75％的直肠癌在诊断前 1 年的直肠镜检中没有异常。回肠储袋肛管吻合术后仍可能遗留少量的直肠黏膜或部分移行黏膜，也可导致术后直肠癌的发生，因此应强调手术彻底性。另外，回肠储袋肛管吻合术后，小肠可以发生多发息肉，患者还可以发生其他肿瘤，如肠系膜硬纤维瘤、甲状腺癌（女性）等，必须术后长期随访。回肠储袋肛管吻合术操作复杂，手术病死率和术后并发症的发生率较高，包括吻合口狭窄、肛瘘、储袋阴道瘘、储袋炎、储袋息肉和癌等。Regimbeau 随访 128 名回肠储袋肛管吻合术的患者，发现 12％有吻合口狭窄，3％的患者因而需要切除储袋。回肠储袋肛管吻合术后患者24 小时中位排便次数为4.8±1.6（范围 1～11 次）。回肠储袋肛管吻合术还使患者的生活习惯发生改变，术后95.3%的患者为维持可控的大便习惯而被迫采取固定的饮食种类和进食时间。

（三）采取合理的手术后观察

腹腔镜手术和剖腹手术的患者需要住院治疗，手术后应注意可能出现的各种并发症。在门诊手术的患者，应对患者和家属充分交代手术后主要并发症（如出血、腹膜炎）的表现。以便在出现问题后能及时来医院就诊。内镜切除后常见的并发症是出血，一般量少，不需特别治疗。个别情况下，息肉切除后的病理检查显示所谓的息肉实际是动静脉畸形。肠穿孔及其所致的腹膜炎或腹膜后感染是非常严重的并发症，需要特别重视。在内镜手术后，必须特别注意延迟性肠穿孔的可能，可在术后短期住院观察或电话随访。

（四）其他

值得指出的是，息肉病理报告目前还存在很多问题，如少数病理科医师对息肉类型的诊断的准确性有待提高、病理报告的内容没有统一要求。国外已有对息肉病理报告的统一规范和要求。目前，临床医师、内镜医师与病理医师应充分协作和沟通，保证息肉病理结果的准确性。比如，接受肠道息肉活检的患者，如果正在使用秋水仙碱，则应注意其可造成活检组织有丝分裂中期细胞增多、上皮细胞排列异常，易将一般的增生（化生）性息肉误诊为锯齿状息肉。还有证据提示，获得性免疫缺陷综合征患者息肉的病理结果误诊率较高。

七、随访

息肉内镜切除术后1年复查，大约25%的患者可发现息肉再生或复发。因此，这些患者应该定期进行全结肠检查。大肠息肉切除后应如何随诊，是一个有争议的问题。对属于一般人群者，建议3～5年复查，如首次切除的息肉大（≥1 cm），病理为绒毛状息肉，息肉有重度增生，或首次息肉可能切除不净时，则应缩短复查间隔时间。

八、筛查

（一）筛查的目的

多项研究发现，大肠息肉的筛查可以显著地降低因大肠癌所致的病死率，息肉筛查也可以降低息肉的并发症率。任何筛查组合都优于不筛查。

（二）筛查方法的选择

详细询问病史和家族史，可以区分一般危险人群和高危人群。大肠息肉的高危人群主要包括各种遗传性息肉、有肠癌和息肉病史者。对高危人群进行筛查,可以有效地提高筛查的效率。

粪便隐血试验阳性率为25%~50%,虽然阳性率不理想,但既简单又经济。近年进行的四大项随机研究均表明,粪便隐血试验可以减少大肠癌的发生率和病死率,是一个很好的筛查手段。

内镜(乙状结肠镜、纤维结肠镜)和钡剂灌肠检查是息肉诊断的两类主要手段。相对而言,纤维结肠镜在诊断率和准确性上有优势,而钡剂灌肠漏诊率较高,尤其是对小息肉。

对一般风险人群,随诊的方法有很大争议。目前多推荐自50岁开始接受结肠镜检查,每10年1次。美国息肉研究的临床试验和许多医师正规的临床实践均显示,无论是成人还是儿童,全肠道检查(结肠镜、钡剂灌肠)和息肉切除可以明显减少结直肠的发生率和病死率。对40~49岁的一般风险人群,用结肠镜筛查则没有益处。

英国弯曲乙状镜筛查研究组的研究者提示了一个“一生一次”乙状结肠镜检查加粪便隐血试验的方案,简单安全,费用低,易于接受。对55~64岁的一般危险人群,他们仅推荐对远端结肠发现以下“高危因素”者做全结肠镜检查:≥3枚腺瘤,息肉直径≥1 cm,病理为绒毛状息肉或混合性息肉,重度增生,恶性病变,或≥20枚增生性息肉。但很多学者认为,单次粪便隐血试验和乙状镜检查有24%的漏诊近端结肠肿瘤的机会。

大规模纤维结肠镜检查,必须保持良好的成功率、息肉检出率、安全性等。为此,美国胃肠学会、内镜学会等多学会大肠癌标准化工作委员会提出了一些管理目标,如筛查对象和频度、插镜到盲肠时间、总检查时间和退镜时间、人群中息肉检出率、严重并发症发生率、检查期间药物应用等,这样有助于保证筛查的安全性,其做法应引起国内同行的重视。

还有一些手段可用于息肉的筛查,如粪便DNA检查,可能通过发现粪便中肿瘤相关基因的变异,达到无创诊断的目的,目前主要用于大肠癌的研究。内镜医师还可以利用一些特殊功能的肠镜来帮助判断息肉的性质,如利用色素内镜检查、放大内镜检查可对息肉进行原位放大观察、分类,并借助喷洒染料观察息肉表面特征和类别,可以有效地鉴别腺瘤性息肉,敏感性可达80.1%。光散射分光镜可以原位观察黏膜上皮细胞,并可以分析具有鉴别意义的胞核大小、形态和着色程度、染色质的量等,协助鉴别化生、癌前病变和癌。这些方法可以有效地辅助内镜医师的判断,减少患者的检查次数。CT和MRI虚拟肠镜是近年来出现的息肉检查新手段，而且其方法和技术都在不断改善，总的看来，虚拟肠镜为患者尤其特殊人群（儿童、老年人、有不适合肠镜或钡剂灌肠检查的全身疾病患者等）提供了一个无创性息肉检查方法，对因肠息肉癌变导致的不全梗阻的患者，可用虚拟肠镜进行全结肠检查。但虚拟肠镜不能看到息肉的大体病理特点（息肉表面形态、颜色、软硬度等），准确性和敏感性还有待于提高。Yasuda 报道 110 名同时接受全结肠镜和正电子发射断层成像检查者，正电子发射断层成像的阳性率为 24%（息肉直径为5～30 mm），假阳性率为 5.5%，其阳性率随息肉增大而增加，在息肉直径≥13 mm 时阳性率为 90%。这提示正电子发射断层成像可作为非侵袭性检查手段，而且可能在因其他目的做正电子发射断层成像时，附带地发现大肠息肉。

九、预防

如何预防息肉的发生或阻止已有息肉发展乃至萎缩是大肠息肉诊治中备受重视的热点问题。多类研究认为非甾体抗炎药可以促使已有息肉的萎缩、数目减少，推迟手术治疗的时间。Okai 等还报道 1 例多发腺瘤女性 Gardner 综合征患者，每天服用 2 次舒林酸（每次 100 mg），6 个月后肠镜复查发现结肠腺瘤变小和变少，40 个月后肠镜复查息肉全部消失，51 个月再复查仍没有复发。Johns Hopkins 大学的 Cruz-Correa等利用循征医学方法进行前瞻性双盲对照研究，证实家族性息肉病患者接受全结肠切除术、回-直肠吻合后应用舒林酸可以减少残留直肠的息肉复发。St.Mark 医院的 Brooker 等也用随即对照研究证实在肠道息肉内镜切除后，常规应用舒林酸可减少息肉的复发。但 Johns Hopkins 大学的 Giardiello 在另一项随机双盲安慰剂对照的研究中认为，常规剂量的舒林酸不能阻止 FAP 患者发生息肉。目前，一些研究认为，腺瘤性息肉可分为非甾体抗炎药敏感型和不敏感型，后者对非甾体抗炎药治疗无效。非甾体抗炎药不敏感型息肉主要与 *K-ras* 突变及 β 连环素和 Cox-2 表达的改变有关。另外，补充钙剂（碳酸钙 3 g/d）对息肉预防有益。

第五章

肝脏疾病

第一节　脂　肪　肝

脂肪肝是指各种原因引起的肝细胞内脂肪堆积，最早由 W.Bowman 提出，随后的研究资料主要来自肝活检病理学报道。随着 B 超和 CT 检查的普及，脂肪肝在影像学检查中被发现而逐渐引起临床关注，但真正将脂肪肝作为一种临床综合征或者独立性疾病来对待，还是 F.Schafner 等提出脂肪性肝病概念之后。病理上，脂肪性肝病指病变主体位于肝小叶，并以肝细胞大泡性脂肪变性和脂肪贮积为主要改变的广泛疾病谱，包括单纯性脂肪肝、脂肪性肝炎、脂肪性肝硬化 3 种主要类型，临床上则有酒精性脂肪性肝病（简称酒精性肝病）和非酒精性脂肪性肝病之分。

一、概念

脂质是生物体内的一类重要物质，主要分为脂肪和类脂两大类。前者即中性脂肪-甘油三酯，后者包括磷脂、胆固醇/胆固醇酯、类固醇及糖脂。正常人每 100 g 肝脏湿重含 4～5 g 脂质，主要用于构成生物膜的脂质双层结构，其中磷脂占 50％以上，甘油三酯占 20％，游离脂肪酸占 20％，胆固醇占 7％，其余为胆固醇酯等。

肝脏是人体内脂质代谢最为活跃的器官，肝细胞在体内脂质的摄取、转运、代谢及排泄中起着重要作用。在正常肝组织内，仅贮存维生素 A 的肝星状细胞胞质内含有少量脂滴，而肝细胞由于其脂质合成与排泄保持动态平衡，一般并无脂质堆积，仅偶见营养良好者的肝小叶内存在散在性肝细胞脂滴（一般不超过 5％）。

当肝内脂肪含量超过肝脏湿重的5%，或肝组织切片光镜下每单位面积见30%以上肝细胞有脂滴存在时，称为脂肪肝。脂肪肝时肝细胞内异常蓄积的脂质50%以上为甘油三酯，其他脂类成分、糖原含量、蛋白质及水分也相应增加，但磷脂/胆固醇酯常下降。

绝大多数的脂肪肝是由甘油三酯在肝内积聚所致；但也可由其他脂质所致，如由于脂代谢酶的遗传性缺陷而导致类脂在单核巨噬细胞系统异常沉积的类脂质沉积病、Wolman病、胆固醇酯贮积病、Gaucher病（葡萄糖脑苷脂堆积）等，以及由于胺碘酮、环己哌啶（心舒宁）等药物诱发的肝细胞溶酶体磷脂沉积病。通常所述脂肪肝主要是指肝细胞胞质内甘油三酯堆积，根据其脂滴大小不同分为小泡性、大泡性及混合性脂肪肝3种类型；前者因呈急性经过，故有急性脂肪肝或特殊类型脂肪肝之称，狭义的脂肪肝即脂肪性肝病主要指慢性大泡性或大泡性为主的混合性脂肪肝。丙型肝炎、自身免疫性肝病、肝豆状核变性等有时虽也可引起肝细胞内甘油三酯异常堆积，但因其有特定疾病命名，故也不属于脂肪性肝病范畴。

二、病理学

大体观察脂肪肝的肝脏外形常呈弥漫性肿大，边缘钝而厚，质如面团，压迫时可出现凹陷，表面色泽苍白或带灰黄色，切面呈黄红或淡黄色，有油腻感。肝组织切片苏木精-伊红染色或油红O染色光镜下可见肝细胞肿大，胞质内含有数量不等及大小不一的脂滴或脂肪空泡。多数患者脂滴首先累及肝腺泡3区，但也有以肝腺泡1区病变为主者，严重时脂滴弥漫累及整个肝腺泡。

根据肝脏脂肪含量占肝湿重的比例，或肝组织切片苏木精-伊红染色或脂肪染色光学显微镜下脂肪变性肝细胞占视野内总体肝细胞的百分比，可将脂肪肝分为轻度、中度和重度3种类型（表5-1）。光镜下肝小叶内不足30%视野的肝细胞内有脂滴存在称为肝细胞脂肪变性。根据肝细胞脂肪变性累及的范围可将脂肪肝分为常见的弥漫性脂肪肝和弥漫性脂肪肝伴正常肝岛及少见的局灶性脂肪肝。

表5-1　脂肪肝的组织学分型

类型	脂肪/肝重（%）	脂变肝细胞/总的肝细胞（%）
轻度	≥5	≥30
中度	≥10	≥50
重度	≥25（～50）	≥75

起初肝细胞内蓄积的脂质呈多个无膜包绕的微球状，直径 1～3 μm，位于肝细胞质无结构区域，胞核居中。当脂滴数量增多、直径增大至 5 μm 时，光镜下可见脂滴呈串珠状聚集在肝细胞窦面，进而细胞质内充满这些微小脂滴，此即小泡性脂肪变。随着肝内脂肪含量增加，微小脂滴大小可保持不变或迅速融合成单个或多个直径＞25 μm 的大脂滴，将细胞核和细胞器挤压至细胞边缘，此即大泡性脂肪变。大泡性脂肪变在吸收消散时往往先变成多个小的脂滴。因此，小泡性脂肪变可为大泡性脂肪变的轻型、前期或恢复期的表现形式。

小泡性脂肪肝一般不伴有肝细胞坏死和炎症，但其线粒体损害明显。而大泡性脂肪肝常呈慢性经过，病程早期表现为单纯性脂肪肝，肝活检仅显示肝细胞脂肪变性；进一步发展为脂肪性肝炎，即在脂肪病变的基础上合并肝细胞气球样变、小叶内炎症，并常伴有肝细胞点状坏死及肝纤维化；晚期可通过进展性肝纤维化最终发生脂肪性肝硬化。

三、病因学

(一)大泡性脂肪肝

大泡性脂肪肝的主要病因如下。

(1)营养缺乏，如恶性营养不良病、消瘦、全胃肠外营养、热带儿童肝硬化、重度贫血、低氧血症及短期饥饿、体重急剧下降等。

(2)营养过剩：包括肥胖、2 型糖尿病、高脂血症及短期内体重增长过快等。

(3)药物性：包括氮丝氨酸、博来霉素、嘌呤霉素、四环素等抗生素，天冬酰胺、氮胞苷、氮尿苷、甲氨蝶呤等细胞毒性药物，以及华法林、二氯乙烷、乙硫胺酸、溴乙烷、雌激素、糖皮质激素、酰肼、降糖氨酸、雄激素、黄樟醚等其他药物。

(4)中毒性：包括锑、钡盐、硼酸盐、二硫化碳、铬酸盐、低原子量的稀土、铊化物、铀化物、有机溶剂、毒性蘑菇及乙醇及其代谢产物乙醛等。

(5)先天代谢性疾病，如脂质萎缩性糖尿病、家族性肝脂肪变、半乳糖血症、糖原贮积病、遗传性果糖不耐受、高胱氨酸尿症、系统性肉碱缺乏症、高酪氨酸血症、植烷酸贮积症、肝豆状核变性等。

(6)其他，如丙型肝炎、炎症性肠病、胰腺疾病、获得性免疫缺陷综合征、结核病，以及空-回肠旁路术、胃成形术、广泛小肠切除术、胆胰转流术等外科手术。其中肥胖症、空-回肠短路手术、全胃肠外营养、糖尿病、乙醇、大剂量雌激素等因素可引起脂肪性肝炎，而其他因素一般只引起单纯性脂肪肝。

(二)小泡性脂肪肝

小泡性脂肪肝的主要病因有妊娠急性脂肪肝，瑞氏综合征，牙买加人呕吐病，丙戊酸钠、四环素、水杨酸、非阿尿苷等药物中毒，磷、蜡样芽孢杆菌毒素中毒，先天性尿素酶缺乏症，线粒体脂肪酸氧化基因缺陷，乙醇性泡沫样脂肪变性，以及丁型肝炎等。

(三)肝磷脂沉积症

肝磷脂沉积症主要由于溶酶体内磷脂堆积，常见病因包括胆固醇酯贮积病，以及胺碘酮、环己哌啶等药物中毒，后者尚可引起脂肪性肝炎。

各种致病因素与其肝脂肪变类型之间虽有一定相关性，但有时并不尽然。例如，酗酒主要引起大泡性脂肪肝，但偶也可导致小泡性脂肪肝，同样妊娠和获得性免疫缺陷综合征既可引起小泡性脂肪肝也可导致大泡性脂肪变。就肝病理学改变而言，至今无法准确区分酒精性和非酒精性脂肪性肝病。尽管现有检测手段十分先进，但至今仍有20%左右的脂肪肝病因不明。

四、发病机制

脂肪肝的发病机制复杂，主要涉及正常的肝细胞发生甘油三酯堆积、脂肪变性的肝细胞发生气球样变和点状坏死、小叶内炎症及脂肪肝并发纤维化等诸方面。

(一)单纯性脂肪肝

各种致病因素可通过影响以下一个或多个环节导致肝细胞甘油三酯堆积。①高脂饮食、高脂血症及外周脂肪组织动员增加导致脂肪的合成原料游离脂肪酸输送入肝增多；②线粒体功能障碍导致肝细胞游离脂肪酸氧化磷酸化以及β氧化减少；③肝细胞合成甘油三酯能力增强或从碳水化合物转化为甘油三酯增多，或肝细胞从肝窦乳糜微粒残核内直接摄取甘油三酯增多；④极低密度脂蛋白合成及分泌减少导致甘油三酯转运出肝障碍。

小泡性脂肪肝主要是由线粒体功能障碍导致游离脂肪酸氧化利用减少，而大泡性脂肪肝则与肝细胞脂质合成和排泄失衡有关，其中胰岛素抵抗相关的营养过剩性脂肪肝主要由脂肪合成显著增多所致，而营养不良及某些药物和毒性物质则主要通过影响极低密度脂蛋白的合成与分泌而诱发脂肪肝。肝脏局部血流供应异常可能与局灶性脂肪肝及弥散性脂肪肝伴正常肝岛有关。

(二)脂肪性肝炎

单纯性脂肪肝是脂肪性肝病的早期阶段，尽管脂肪变性的肝细胞尚能存活，但其对各种继发打击特别敏感。单纯性脂肪肝时伴存或继发的胰岛素抵抗、游离脂肪酸增多、肝脏细胞色素P450(cytochrome P450,CYP)2E1和CYP4A表达增强、氧应激和脂质过氧化损伤、肠源性内毒素血症或肝脏对内毒素敏感性增强、枯否细胞激活及其释放的炎性细胞因子和介质等,均可导致脂肪变的肝细胞发生气球样变性、点状坏死,同时吸引中性粒细胞和淋巴细胞趋化至肝小叶内,从而形成脂肪性肝炎。此外,氧应激可通过形成活性氧引起肝细胞内蛋白质、DNA和脂质变性并积聚,进而形成Malory小体来激发自身免疫反应。因此,氧应激/脂质过氧化损伤在脂肪性肝炎的发生中可能起重要作用。

(三)脂肪性肝纤维化

与酒精性脂肪肝可直接导致肝纤维化不同,非酒精性脂肪肝必须通过脂肪性肝炎这一中间阶段过渡才能进展为肝硬化,提示导致脂肪性肝炎的各种因素及其所致炎症本身为脂肪性肝纤维化发生的前提条件。脂肪肝时肝组织内异常增加的脂质(特别是过氧化脂质)、游离脂肪酸,以及可能并存的铁负荷过重和高瘦素血症,均可通过增强脂质过氧化反应和/或刺激Kupffer细胞释放炎症介质,进而促进肝星状细胞激活、转化及合成大量细胞外基质,从而诱发进展性肝纤维化。肝微循环障碍、肝细胞缺血和缺氧等因素也参与脂肪性肝纤维化的发病。

临床病理研究表明,绝大多数脂肪性肝病一般处于单纯性脂肪肝阶段,仅有部分患者并发脂肪性肝炎,而进展为肝纤维化和肝硬化者则更少见。为此,Day和James的"多重打击"学说认为,胰岛素抵抗等的初次打击主要导致肝细胞脂肪变性并启动细胞适应程序,而这些适应反应可增加细胞对其他应激的反应性,结果通过氧应激/脂质过氧化损伤等的二次打击诱发肝细胞坏死和炎症浸润。接着增加的炎症介质可激活肝星状细胞诱发肝纤维化。除非能够及时阻止炎症-坏死循环,引起细胞外基质的降解超过合成,否则将会发生肝硬化。

五、流行病学

急性脂肪肝非常少见,普通人群患病率一般低于10/100 000,但其分布国家和地区广泛。美国产妇妊娠急性脂肪肝发病率为1/13 328,怀双胞胎、初产妇及后代为男性者发病率相对较高,病因不明,部分患者可能与静脉滴注大剂量四环素有关。美国报道瑞氏综合征2 900例,其中800例死亡,并且98%患者年龄<20岁,当时推测其发病率为2.8%~4.7%。流感病毒、水痘病毒感染和/或服用阿司匹林及宿主的易感性可能与其发病有关。近年来随着对其发病危险因素

的控制，瑞氏综合征发病率明显下降。我国仅有妊娠急性脂肪肝、瑞氏综合征及四氯化碳中毒性脂肪肝的零星报道。

通常流行病学所调查的脂肪肝为慢性脂肪肝。在西欧、日本和美国，B超普查显示普通成人脂肪肝检出率高达25%，脂肪肝现已成为健康体检人群血清转氨酶升高的常见原因，嗜酒和肥胖与脂肪肝的高发密切相关，地理分布和尸体解剖学显示，肝硬化的流行率在肥胖的嗜酒者中最高，提示长期饮酒和肥胖对脂肪肝的发病有协同作用。目前脂肪肝的起病逐渐趋于低龄化，日本儿童脂肪肝的患病率高达2.6%。

我国目前已有多篇通过B超调查脂肪肝患病率的报道，由于所调查人群的对象、年龄和性别构成比不同，各组报道结果差异较大。有学者曾对上海市4 009名机关职员进行调查，结果脂肪肝患病率为12.9%，随着年龄的增长，脂肪肝患病率增加，50岁以前男性脂肪肝患病率显著高于女性，其后性别差异不明显。相关分析表明，肥胖(特别是内脏性肥胖)、高血脂、高血糖、高血压及年老等指标与脂肪肝密切相关；而血清HBsAg阳性率与脂肪肝患病率之间虽有相关性，但随着年龄的增大，两者的发展趋势正好相反。进一步的患者对照研究显示，嗜酒、高脂和高蛋白饮食、临睡前加餐、睡眠过多或白天精神萎靡、嗜睡，以及有肥胖症和/或糖尿病、脂肪肝家族史等是脂肪肝的危险因素；而有一定的工作节奏和劳动强度，经常参加体育锻炼，以及少量饮酒则为脂肪肝的保护因素。

六、临床表现

脂肪肝的临床表现与其病因、病理类型及其伴随疾病状态密切相关。根据起病方式可将脂肪肝分为急性和慢性两大类。前者病理上多表现为小泡性脂肪肝，而后者则为大泡性或以大泡性为主的混合性脂肪肝。

(一)急性脂肪肝

急性脂肪肝临床表现类似急性或亚急性重症病毒性肝炎，但痊愈后一般不会发展为慢性肝病。患者常有疲劳、恶心、呕吐和不同程度的黄疸，甚至出现意识障碍和癫痫大发作。严重患者短期内迅速发生低血糖、肝性脑病、腹水、肾衰竭以及弥散性血管内凝血(disseminated intravascular coagulation，DIC)，最终可死于脑水肿和脑疝。当然，也有部分急性脂肪肝患者的临床表现轻微，仅有一过性呕吐及肝功能损害的表现。

妊娠期急性脂肪肝一般发生于妊娠第7～9个月，常于上呼吸道感染后起病，主要表现为伴有出血倾向和暴发性肝衰竭的多脏器功能不全，常伴有高血压、蛋白尿、少尿及急性胰腺炎。尽管黄疸明显但罕见皮肤瘙痒。

瑞氏综合征主要见于儿童，多在流行性感冒或水痘后出现，某些患者有近期服用水杨酸盐类药物史。患儿在出现剧烈的恶心、呕吐后迅速发生昏迷。肝脏可肿大，但无黄疸和局灶性神经体征。

（二）慢性脂肪肝

慢性脂肪肝主要为肥胖、糖尿病和慢性酒精中毒所致的脂肪性肝病，起病隐匿，临床症状轻微且缺乏特异性。即使已发生脂肪性肝炎甚至肝硬化，有时症状仍可缺如，故多在评估其他疾病或做肝功能及影像学检查时偶然发现。肝大为慢性脂肪肝的常见体征，发生率可高达75%，多为轻至中度肿大，表面光滑、边缘圆钝、质地正常或稍硬而无明显压痛。门静脉高压等慢性肝病体征相对少见，脾大检出率在脂肪性肝炎患者中一般不超过25%。局灶性脂肪肝由于病变范围小，临床表现多不明显。

部分慢性脂肪肝患者在其漫长病程中，除有其原发病表现外，可出现肝区疼痛、腹胀、乏力、食欲缺乏等，主要与肝脂肪浸润导致肝大、肝包膜过度伸张有关。在肝内脂肪浸润消退、肝大回缩后，相关症状可缓解。极少数酒精性和糖尿病性脂肪肝因肝细胞脂肪迅速沉积或并发脂肪性肝炎，可出现右上腹疼痛、局部肌紧张和反跳痛，同时伴发热、外周血白细胞总数增加及中性粒细胞核左移等全身炎症反应表现，易误诊为外科急腹症。

像大多数其他慢性肝病一样，脂肪性肝病患者的临床表现与其组织学改变相关性差。在脂肪性肝病某一阶段缺乏肝病相关征象并不提示其预后良好，因为许多脂肪性肝炎甚至肝硬化患者在肝衰竭和门静脉高压并发症发生之前往往呈“良性”临床经过。

恶性营养不良引起的脂肪肝一般见于饮食中蛋白质摄入不足的儿童，常有右上腹触痛、水肿、腹水和生长发育迟缓，可出现肝纤维化但不会进展为肝硬化。饮食中补充蛋白质后肝脏病变可迅速逆转。蛋白质-热量营养不良引起的脂肪肝见于饥饿状态或某些胃肠道疾病，如严重的吸收不良，多仅表现为转氨酶轻度升高。肥胖者行空-回肠旁路减肥手术引起的脂肪肝部分是由蛋白质-热量不足所致，常发生亚急性脂肪性肝炎；如果不加干预病变可迅速进展为失代偿期肝硬化。

类固醇激素等药物引起的单纯性脂肪肝，临床表现轻，停药后病变恢复，临床意义不大；但胺碘酮、甲氨蝶呤等药则易导致脂肪性肝炎，并可发生亚急性肝衰竭和失代偿期肝硬化。

七、实验室改变

脂肪肝患者的血液学、生化指标与其肝活检组织学检查结果的相关性较差，仅20%～30%经肝活检证实的脂肪肝患者有1项或多项肝功能生化指标异常。并且，至今尚无理想的定性和定量反映脂肪肝有无及其程度的实验指标。但是，血液实验室指标的检查确实有助于判断脂肪肝的病因、病理类型及其病情轻重和预后。

急性小泡性脂肪肝患者如出现肝、肾功能不全及弥散性血管内凝血相关的血液学指标改变，常提示病情严重。慢性大泡性脂肪肝其血清转氨酶（丙氨酸氨基转移酶和天门冬氨酸氨基转移酶）、碱性磷酸酶、γ-谷氨酰转肽酶以及C反应蛋白等可轻度升高，转氨酶升高幅度一般不超过正常值上限的2～4倍；而血清胆红素、清蛋白和凝血酶原时间一般正常。如果血清转氨酶持续升高或明显异常则提示并发脂肪性肝炎，胆红素升高和凝血酶原时间延长可反映脂肪性肝炎的程度较重。Ⅲ型前胶原肽、Ⅳ型胶原-7S成分、透明质酸等多种血清纤维化指标的联合检测，可反映是否已并发脂肪性肝纤维化和肝硬化。

肥胖、糖尿病引起的营养过剩性脂肪肝患者，血清天门冬氨酸氨基转移酶与丙氨酸氨基转移酶比值多小于1，γ-谷氨酰转肽酶升高常不明显。血清胆碱酯酶和卵磷脂胆固醇酰基转移酶活性在营养过剩性脂肪肝时常升高，而其他原因性脂肪肝多无明显变化，甚至呈下降趋势。空腹血糖、胰岛素、脂质和尿酸水平升高也常反映机体营养过剩。低血浆蛋白（包括清蛋白、转铁蛋白）及低胆固醇血症，常提示蛋白质能量缺乏所致的营养不良性脂肪肝。酒精性脂肪肝时转氨酶很少超过正常值的6倍，天门冬氨酸氨基转移酶与丙氨酸氨基转移酶比值常大于2，线粒体天门冬氨酸氨基转移酶和γ-谷氨酰转肽酶显著升高，γ-谷氨酰转肽酶与血清碱性磷酸酶比值大于2。此外，平均血细胞比容和免疫球蛋白A选择性升高（IgA_1/IgA_2降低），血清糖类缺乏性转铁蛋白（carbohydrate deficient transferrin；dTF）及其与总转铁蛋白比值升高等有助于酒精性脂肪肝的诊断。血清铜蓝蛋白浓度降低，而与清蛋白结合的血清铜含量增加提示肝豆状核变性。丙型肝炎病毒等血清学标志物的检测可明确有无肝炎病毒现症感染。

八、影像学改变

肝脏实时超声、计算机体层成像（computer tomography，CT）、磁共振成像（magnetic resonance imaging，MRI）等检查可见脂肪肝患者有肝脏肿大和弥漫性或局灶性肝脏灰度/密度的改变，现已广泛用于判断脂肪肝的有无及肝内脂肪的分布类型。由于影像学检查对肝内脂肪浸润程度的判断不够精确，并且对肝内炎症和纤维化的识别能力极差，只有在发现肝脏萎缩变小、肝脏硬度增加及脾脏肿大等门静脉高压征象时才提示并发脂肪性肝硬化。因此，现有影像学检查虽对单纯性脂肪肝的诊断有帮助，但它既不能检出脂肪性肝炎也不能早期发现脂肪性肝纤维化和肝硬化。

（一）实时超声

肝组织脂肪变弥漫性累及10%的肝细胞时，实时超声（B超）图像便可出现异常改变；当组织学脂肪沉积于肝超过30%时，B超即可检出脂肪肝；肝脂肪含量达50%的脂肪肝，超声诊断的敏感性高达90%。对于B超诊断为胆囊结石合并脂肪肝的患者行胆囊切除的同时取肝组织活检，89.9%有不同程度的肝细胞脂肪变性。

B超诊断脂肪肝有以下特征：①可见致密的点状高回声，又称明亮肝；②肝深部即远场回声衰减，肝肾回声对比度加大；③肝内管腔结构模糊不清；④肝脏肿大，饱满，肝缘变钝。近年来趋于把这些标准量化，以综合积分来判断脂肪肝的程度。彩色多普勒超声对局灶性脂肪肝的鉴别诊断和肝内血流异常的发现有一定参考价值。鉴于B超检查具有简便、价廉及无创伤和无危害等优点，目前B超已作为诊断脂肪肝和随访其病情演变的首选方法，并已广泛用于人群脂肪肝的流行病学调查。但应注意B超诊断脂肪肝的特异性不够理想，超声诊断的脂肪肝与其肝组织学变化之间并不总是呈正相关关系。其原因主要为超声缺乏客观性定量指标，且各检查医师对脂肪肝的判定标准也不统一；此外，肝脏回声强度可受肝纤维化的程度、超声检查的质量及患者皮下脂肪厚度等许多因素的影响。

（二）计算机体层成像

CT平扫正常肝脏密度（CT值）高于脾脏和肝内血管，肝脏的CT值较脾脏一般要高出7～8 Hu。弥漫性脂肪肝在CT上表现为肝脏的密度普遍低于脾脏、肾脏和肝内血管的密度，重度脂肪肝时其肝脏CT值甚至变为负值。由于CT值的高低与肝内脂肪浸润程度呈负相关，而脾脏CT值多固定，故可根据肝/脾CT值来衡量脂肪肝的程度，或作为随访疗效的客观依据。脂肪肝时可见脾脏的CT值较肝脏高，肝/脾CT值<0.9，且肝内门静脉或肝静脉像清晰可见。有报道认为，脂肪肝患者在肝脂肪变性累及40%以上的肝细胞时，CT方可作出脂肪肝的诊断。因此，CT对脂肪肝诊断的敏感性低于B超，但相比而言，

CT 诊断脂肪肝的特异性及对局灶性脂肪肝判断的准确性远高于B超。近年来已有探索用 CT 的面罩式覆盖法定量分析肝内脂肪浸润的报道。

(三)MRI 和 DSA(digital subtraction angiography,DSA)

MRI 对脂肪肝的确诊并不敏感,无论从信号强度,还是计算弛豫时间,均难以将脂肪肝与正常肝组织相区分,这与脂肪肝肝脏含水量不增加有关。临床上可利用这一缺点,鉴别 CT 上难以与肝脏恶性肿瘤区分的局灶性脂肪肝和弥漫性脂肪肝伴正常肝岛,其中位相磁共振对局灶性脂肪肝的诊断最为可靠。由于 MRI 缺乏 CT 那样的定量分析指标,故仅凭 MRI 确诊脂肪肝确实很困难。脂肪肝的 DSA 检查可表现为肝动脉轻度扩张,全部分支呈现充血倾向,但病灶中的血管形态、走行和分布均无异常,并且无病理性血管征象。目前 MRI 和 DSA 主要用于实时超声及 CT 检查确诊困难者,特别是局灶性脂肪肝难以与肝脏肿瘤鉴别而又不愿接受肝活检组织学检查者。

九、诊断与鉴别诊断

脂肪肝的完整诊断应包括脂肪肝的病因及其诱因、程度和分期,以及伴随疾病状态等诸方面,并需排除其他各种脂肪性及非脂肪性肝脏疾病,以便制定有效的治疗方案并估计患者的预后。

(一)诊断

随着各种影像学检查技术的发展,单纯依赖影像学技术即可作出脂肪肝的诊断。进一步的血液学实验室检查有助于判断脂肪肝的病因及其是否合并肝功能损害(脂肪性肝炎)、肝纤维化,对于急性脂肪肝则可明确有无多脏器功能不全的征象。但是准确判断脂肪肝的病期及明确脂肪肝的少见病因,可能仍需依靠肝活检组织学检查。现多主张在 B 超引导下经皮肝穿刺活检,这远较过去的盲目肝穿法准确安全,在局灶性脂肪肝或弥漫性脂肪肝伴正常肝岛与肝癌鉴别有困难时具有优越性。肝活检组织病理学观察有时也有误导现象,并且即使确诊也缺乏有效的治疗措施,以及伴随肝活检的费用和危险性等多种因素,因此目前认为肝活检组织学检查仅用于某些特殊的临床情况,而对一般患者则无须肝活检证实其脂肪肝的诊断。

最近有学者建议对于 B 超和/或 CT 检查确诊的脂肪肝,在粗略判断肝内脂肪浸润的程度和分布类型后,需通过仔细询问饮酒史,结合酒精中毒和血清学肝炎病毒现症感染指标的检测,排除酒精性脂肪肝病及丙型肝炎等脂肪性肝病,以确保非酒精性脂肪肝病诊断的正确无误。对于非酒精性脂肪肝病患者,如出现无其他原因可解释的血清丙氨酸氨基转移酶、γ-谷氨酰转肽酶和/或甘油三酯持续异常，需考虑已并发非酒精性脂肪性肝炎。通过详细了解工业毒物接触和特殊药物应用、胃肠外营养、减肥手术及伴随疾病状态等病史资料，并测量患者体质指数、腹围/臀围、血压，以及血糖、脂质、尿酸、蛋白质等指标，有助于客观分析非酒精性脂肪肝病可能的病因和诱因及伴随疾病状态。对于少数患者最后可能还需决定是否需做肝活检组织学检查。对所取肝活检组织需综合评估脂肪肝的病理改变以帮助了解其病因、肝结构损害程度和预后。完整的病理学评估包括肝细胞内脂滴的类型，累及肝腺泡的部位，以及脂肪肝的分型和分期。

（二）鉴别诊断

非酒精性脂肪性肝病需与慢性病毒性肝炎、自身免疫性肝炎、不典型的肝豆状核变性等相鉴别。根据前者肝细胞损害、炎症和纤维化主要位于肝小叶内并且病变以肝腺泡 3 区为重，而其他疾病的肝组织学改变主要位于汇管区门静脉周围等病理特征不难作出鉴别诊断。详细的病史资料、肝炎病毒血清学标志物、各种自身抗体和铜蓝蛋白的检测有助于相关疾病的明确诊断。但应注意这些慢性肝病患者可因营养过度、缺乏运动或并存肥胖和糖尿病等情况同时合并脂肪肝。

非酒精性脂肪性肝病的肝病理学改变与酒精性肝病极其相似，通过向患者及其家属和同事询问其饮酒史，对于两者的鉴别诊断价值极大。酒精性肝病一般发生于每天饮用酒精量超过30 g（女性为 20 g），持续 5 年以上的长期嗜酒者。此外，短期内大量饮酒也可导致酒精性肝损伤。由于受种族和个体差异及伴存疾病的影响，个体对酒精的安全阈值相差很大。因此，只有每周酒精消耗量小于 20 g 的患者才不考虑其肝损伤由酒精所致。对于部分可能隐瞒饮酒史者，酒精中毒相关实验指标的检测有助于明确其脂肪性肝疾病的病因。

十、预防和治疗

脂肪肝的防治宜联合应用饮食治疗、运动治疗、行为修正治疗及中西药物辅助等综合措施，其中去除病因和诱因，积极控制原发疾病最为关键。对于大多数脂肪肝患者，有时通过节制饮食、坚持中等量的有氧运动和戒酒等非药物治疗措施，就可达到控制体重和血糖、降低血脂及促进肝组织学改变逆转的目的。由于营养过剩性脂肪肝易合并心、脑血管疾病，而这些疾病的防治往往比脂肪肝本身的治疗更为重要，故在考虑脂肪肝的诊疗方案时，应有整体的观点，需根据患者脂肪肝的分型和分期及其伴随疾病状态与严重程度，制定个体化治疗方案。急性小泡性脂肪肝一旦确诊，需立即收住重症监护病房，在去除病因的同时给予综合性抢救措施，以防治多脏器功能衰竭，提高患者的存活率。局灶性脂肪肝除针对其可能的病因进行治疗外，一般无须特殊处理。

慢性脂肪肝的药物治疗目前尚处于经验积累阶段，现主要用于伴有肝损害的脂肪性肝炎患者，旨在促进肝内脂肪和炎症的消退，防治肝细胞坏死和纤维化。由于脂肪肝的病因与发病机制复杂，许多问题尚在研究之中，迄今尚未找到防治脂肪肝的特效药物。B 族维生素、胆碱和蛋氨酸等传统去脂药物，临床实践证明疗效并不理想，现仅用于营养不良等特殊类型的脂肪肝。在综合治疗的基础上，熊去氧胆酸、必需磷脂（易善复）、维生素 E、水飞蓟宾和牛磺酸等药物，可能有助于改善脂肪肝患者的临床症状、血液生化指标并促进其肝组织学改变康复。国内各地有关脂肪性肝病的中成药及中药验方很多，其中可能不乏疗效良好者，具体有待正规临床试验证实其确切疗效及安全性。

鉴于脂肪肝与高脂血症关系密切，降血脂药对脂肪肝的影响引人关注。尽管如此，至今国外尚无降血脂药对防治脂肪肝有效的临床报道，并且降血脂药应用不当极易诱发肝损伤，甚至加剧肝内脂肪沉积。因此，目前认为不伴有高脂血症的脂肪肝原则上不用降血脂药，高脂血症与脂肪肝并存时则需根据其基础病因、对综合治疗措施的反应及发生冠心病的危险性等因素，综合考虑是否需要针对其血脂异常类型进行降血脂药治疗。此外，通过防治肠源性内毒素血症、限制 Kupffer 细胞激活、保护肝细胞的能量贮备及抑制 CYP2E1 活性的各种药物和措施，不久可望用于脂肪肝的临床验证。

十一、预后和转归

脂肪肝的自然转归和预后主要取决于其病因及病理类型。各种原因所致的急性小泡性脂肪肝的临床表现和预后与急性重症肝炎相似，常有进行性肝性脑病、肾衰竭和弥散性血管内凝血，严重患者在起病数小时至数天内死亡，总的病死率高达 60%。但是此类患者罕见发生大块肝组织坏死，因此如能得到及时有效的处理，病情可望迅速好转，几乎不留任何后遗症。

绝大多数慢性大泡性脂肪肝患者的肝组织学改变进展缓慢甚至呈静止状态，预后相对良好。部分患者即使已并发脂肪性肝炎和肝纤维化，如能得到及时诊治，肝组织学改变仍可逆转。尽管流行病学研究显示，随着患者肥胖程度和血糖水平的增加，病死率显著升高，预期寿命明显缩短，但死因多为非肝源性。因此，影响肥胖、糖尿病、高脂血症相关性脂肪肝患者预后的主要因素，可能并非肝脏疾病本身，而是同时并存的心、脑血管疾病。但是接受空-回肠旁路减肥手术及体重和血糖波动较大的脂肪肝患者，因并发亚急性脂肪性肝炎可很快进展为失代偿期肝硬化，最终死于肝衰竭、肝癌及其相关并发症。少数慢性非酒精性脂肪性肝病患者可缓慢进展为肝硬化，一旦发生肝硬化则其预后与一般门静脉性肝硬化相同。但非酒精性脂肪性肝硬化多见于 50 岁以上的非酒精性脂肪性肝病患者，而 40 岁以下的非酒精性脂肪性肝病很少合并肝纤维化，至今尚无儿童脂肪肝并发肝硬化的报道。局灶性脂肪肝常为一可逆性改变，在随访中有的可见到病灶形态改变或消失，故其对患者的健康并不构成危害。肝炎后脂肪肝的预后主要取决于病毒性肝炎本身的进程，但同时合并的肥胖、糖尿病相关性脂肪肝可能有助于促进其肝病进展。酒精性脂肪性肝病因可直接通过中央静脉周围纤维化或合并酒精性肝炎进展为失偿期肝硬化，因此预后相对较非酒精性脂肪肝病差，患者多数死于肝病相关并发症，偶尔也可死于脂肪栓塞、低血糖和重症胰腺炎。

第二节 药物性肝损伤

药物性肝损伤是指由药物本身或其代谢产物引起的肝脏损伤，急性肝损伤（病程为 3 个月以内）是最常见的发病形式，占报道人数的 90%以上，少数为暴发性或重症肝衰竭。老年人发生药物性肝损伤常见于两种情形：①患者合并多重基础疾病，长期服用大量药物；②出于保健目的服用成分不清的药物，尤其是来源不明的中药。急性药物性肝损伤临床症状和病理表现不一，无特异的实验室检查，该病容易被误诊，因此十分有必要提高对该病的认识。

一、流行病学

在已上市的药物中，有 1 100 种以上具有潜在肝毒性，很多中草药及保健药也有导致肝损伤的可能。近年来，因药物性肝损伤住院的患者数有逐年增加的趋势。肝脏对药物的易感性随着年龄的增长而增加，老年人更容易发生药物性肝损伤。国内临床病例统计显示，引起老年人药物性肝损伤的药物以心血管药物最多，其次为抗生素和抗肿瘤药物，中草药和抗结核药引起的肝损伤也非少见。药物不良反应的发生率与合并用药的种类和数量密切相关，主要原因是药物之间的相互作用。慢性肝病基础老年患者中药物性损伤的发生率上升，尤其是在非酒精性脂肪肝的人群中。

二、发病机制

药物所致肝细胞损伤可由免疫介导和非免疫介导造成。免疫性损伤主要是因药物与机体成分结合改变肝细胞的蛋白质，形成新抗原，以半抗原复合物形式获得抗原性，诱导自身抗体的产生，并启动细胞免疫和/或体液免疫反应，在部分人群引起变态反应，从而导致肝细胞受损。非免疫性损伤则是某些药物在肝内被转化为毒性代谢产物，产生亲电子基和氧自由基，耗竭肝内谷胱甘肽，并与蛋白质、核酸和脂质等大分子物质共价结合，引起脂质过氧化，破坏细胞器，导致肝细胞变性、坏死、凋亡。部分药物及其代谢产物引起肝窦底侧膜的摄取障碍、肝细胞分泌胆汁功能破坏和毛细胆管膜上的转运器功能障碍，引起胆汁淤积。

三、临床表现

老年人药物性肝损伤起病隐匿，临床症状和体征缺乏，其中以无症状的转氨酶升高者为主，常见症状为乏力、食欲缺乏、恶心、呕吐等消化道疗状，其次为黄疸、低热、皮肤瘙痒和皮疹，均非特异性症状。胆汁淤积型肝损伤在老年人群中更常见，表现为碱性磷酸酶水平明显升高，而转氨酶升高不明显。

四、分型及诊断

不同药物导致急性肝损伤的机制不同，根据用药后肝酶升高的特点，药物性肝损伤可分为3种类型。①肝细胞性损伤：丙氨酸氨基转移酶升高超过正常值上限2倍，血清碱性磷酸酶正常或丙氨酸氨基转移酶/血清碱性磷酸酶升高倍数≥5；②胆汁淤积性肝损伤：血清碱性磷酸酶升高超过正常值上限2倍，丙氨酸氨基转移酶正常或丙氨酸氨基转移酶/血清碱性磷酸酶升高倍数≤2；③混合性肝损伤：丙氨酸氨基转移酶和丙氨酸氨基转移酶同时升高，其中丙氨酸氨基转移酶升高超过正常值上限2倍，丙氨酸氨基转移酶/血清碱性磷酸酶升高倍数为2～5。

急性药物性肝损伤没有特异的临床表现和实验室检查，诊断的建立首要强调排除引起肝损伤的其他原因，如各种嗜肝病毒感染（如甲型肝炎病毒、乙型肝炎病毒、丙型肝炎病毒、丁型肝炎病毒、戊型肝炎病毒、巨细胞病毒、EB病毒、疱疹病毒）、胆道病变、休克、心力衰竭、自身免疫性疾病、遗传或代谢性肝脏病、职业或环境毒物中毒等。其次，只有用药发生在肝损伤出现之前，才能考虑为药物诱发的肝损伤。再次，所怀疑的药物不良反应，已在该药物的说明书标注或曾有病例报道，可进一步明确诊断。

在综合分析的基础上，药物性肝损伤的诊断可参照以下临床标准。

(1)有与药物性肝损伤发病规律一致的潜伏期：初次用药后出现肝损伤的潜伏期一般在5～90天，有特异质反应者潜伏期＜5天，代谢慢的药物(如胺碘酮)可导致肝损伤的潜伏期＞90天。停药后出现肝细胞损伤的潜伏期≤15天，出现胆汁淤积性肝损伤的潜伏期≤30天。

(2)有停药后异常肝脏指标迅速恢复的临床过程：肝细胞损伤型的血清丙氨酸氨基转移酶峰值水平在8天内下降＞50%(高度提示)，或30天内下降≥50%(提示)；胆汁淤积型的血清碱性磷酸酶或血清总胆红素峰值水平在180天内下降≥50%。

(3)必须排除其他病因或疾病所致的肝损伤。

(4)再次用药反应阳性：有再次用药后肝损伤复发史，肝酶活性水平升高至少大于正常值上限的2倍。

符合以上诊断标准的(1)+(2)+(3)，或前3项中有2项符合，加上(4)，均可确诊为药物性肝损伤。

五、治疗

(1)贯彻少而精的合理用药原则：对于无明确指征的用药，包括保健品要坚决禁止，对于可能有肝毒性的药物应该尽量避免，药物使用前要充分评估老年人的肝脏功能和对药物的敏感性，至少每月监测一次肝功能。对于丙氨酸氨基转移酶升高2～5倍的无症状者建议每1～2周监测肝功能的动态变化，若丙氨酸氨基转移酶继续升高或大于正常值上限10倍，需立即停药。药物已经诱发肝细胞性黄疸需立即停药。

(2)误服大量肝毒性药物者应尽早洗胃、导泻，并采取血液透析、利尿等措施促进其排泄和清除。

(3)治疗的核心是停用和防止再使用引起肝损伤的药物，应尽可能避免使用与致病药物在生化结构和/或药物作用上属于同一类的药物。

(4)抗炎保肝治疗：选用能增强肝脏解毒能力的还原型谷胱甘肽和具有较强的护肝作用的甘草酸类。在抗肿瘤药物、抗结核药物、抗精神病药物、他汀类药物、免疫抑制剂等导致的肝损伤中，双环醇具有确切的抗炎保肝作用。乙酰氨基酚所致的药物性肝衰竭可应用 N-乙酰半胱氨酸。明显淤胆或瘙痒患者可加用熊去氧胆酸。

六、预后与转归

急性药物性肝损伤,经及时诊断并停用及治疗,肝功能多能在短期内有明显改善。胆汁淤积性肝损伤可超过 1 年。药物诱发的肝细胞性黄疸则预后较差。

第三节　肝肾综合征

肝肾综合征是严重肝病患者病程后期出现的以进行性少尿或无尿、血尿素氮及肌酐升高等为主要表现,但肾脏病理检查无明显器质性病变的一种进行性、功能性的肾功能不全。国际腹水俱乐部推荐了关于肝肾综合征的新定义,即慢性肝病患者出现进展性肝衰竭和门静脉高压时,以肾功能损伤、血流动力学改变和内源性血管活性物质明显异常为特征的一种综合征。肝肾综合征在肝衰竭患者中其发生率为 60%～80%,而死亡率则为 80%～100%。

一、发病机制

肝肾综合征的发病机制虽未完全阐明,但自 Schrier 等提出外周动脉血管扩张学说以来,对肝硬化和窦性门静脉高压时的水、钠潴留,腹水形成,高动力循环状态及肝肾综合征发生机制等研究均有重要发展。肝肾综合征血流动力学改变是外周循环以动脉扩张为主,导致外周血管阻力下降和低动脉压,而肾血管显著收缩,肾血流量下降,肾小球滤过率减低。窦性门静脉高压和肝功能不全是形成的 2 个主要因素,两者通过众多舒血管物质,包括前列腺素、一氧化氮、胰高血糖素、降钙素基因相关肽等,介导内脏和外周动脉扩张,产生有效动脉血容量充盈不足,这是肝肾综合征发病的始动因素。有效动脉血容量充盈不足时,通过血管压力与容量感受器激活交感神经系统、肾素-血管紧张素-醛固酮系统等,引起去甲肾上腺素、血管紧张素Ⅱ、醛固酮、精氨酸升压素释放增加,介导肾血管收缩,水、钠潴留;与此同时心房利钠肽释放增加,拮抗肾素-血管紧张素-醛固酮系统活性作用;肾内适应性反应持续产生局部血管舒张剂,介导肾血管扩张及促进排钠利尿。机体通过自稳调节机制,恢复有效动脉血容量的充盈不足和正常肾灌注,维持血流动力学的稳定,不形成肝肾综合征。当原发性肝病进展至严重阶段，全身性适应反应持续存在并不断加剧，肾内适应性反应降低或失调，加上内毒素血症、内皮素、白三烯等推波助澜，结果肾脏缩血管因子增加，舒血管因子减少，前者起主导作用，最终形成肝肾综合征。

(一)全身因素

1.神经体液因素

神经体液因素包括交感神经系统、肾素-血管紧张素-醛固酮系统及精氨酸升压素。由于有效动脉血容量充盈不足，刺激颈动脉压力感受器兴奋交感神经系统，释放去甲肾上腺素；肾脏交感神经系统兴奋性增高，刺激肾小球旁复合体释放肾素增加，引起血管紧张素Ⅱ和醛固酮合成和释放增加。去甲肾上腺素和血管紧张素Ⅱ介导肾入球动脉收缩，肾血浆流量降低和肾小球滤过率减少，醛固酮作用于远曲小管，进一步促进钠重吸收。有效动脉血容量充盈不足也刺激容量感受器，反射性引起垂体后叶释放精氨酸升压素。精氨酸升压素为血管收缩物质，介导肾血管收缩，并作用于集合管，促进水的重吸收，产生稀释性低钠血症。肾脏水、钠潴留旨在扩张血浆容量，以补充有效动脉血容量充盈不足。

2.内皮素

内皮素是缩血管活性最强的多肽物质，家族成员有内皮素-1、内皮素-2和内皮素-3。内皮素由内皮细胞生成，通过旁分泌、自分泌分别作用于平滑肌细胞、血管内皮细胞，介导血管收缩。其中内皮素-1具有强烈的缩血管作用，内皮素-3还可刺激血栓素 A_2 释放而间接收缩血管。肾血管对内皮素缩血管作用非常敏感，内皮素可引起肾血浆流量和肾小球滤过率降低及尿量减少。内皮素含量与肌酐清除率、有效动脉血容量充盈不足和血清钠水平呈显著负相关，表明内皮素在肝肾综合征发病机制中起重要作用。

3.心房利钠肽

心房利钠肽是利钠激素，由心房合成和分泌，具有强大排钠利尿作用。心房利钠肽结合部位在肾小球和肾直小管、血管平滑肌和内皮细胞。推测其对肾增加钠、水排泄的作用是通过球前血管舒张、球后血管收缩而导致肾小球滤过率增加实现的。此外，心房利钠肽可降低肾素和醛固酮分泌，松弛血管紧张素Ⅱ引起的血管收缩，从而拮抗肾素-血管紧张素-醛固酮系统的作用。肝硬化腹水患者血浆心房利钠肽浓度显著高于正常人。据相关学者等研究发现，在代偿期肝硬化，心房利钠肽增加，足以抵消其他抗利钠因素对肾脏的不利影响；在失代偿期，虽然心房利钠肽释放增加，但肾脏对心房利钠肽产生抵抗而丧失其利钠作用。

4.内毒素

急、慢性肝衰竭时常有肠源性内毒素血症，重型肝炎肠源性内毒素血症发生率最高。内毒素诱发肝肾综合征的机制如下。

(1)内毒素的直接毒性作用：实验研究静脉注射内毒素3分钟后肾血流量由230 mL/min降至38 mL/min，肾血管阻力增加6倍。实验动物在出现全身血流动力学改变前，已出现肾血管阻力增加和少尿。内毒素的毒性物质是脂多糖内层的脂质A可直接引起动脉血管强烈收缩或通过兴奋交感神经引起儿茶酚胺释放。

(2)激活单核巨噬细胞生成多种脂类炎性介质(如白三烯 C_4、D_4、E_4，血栓素 A_2 等)和血管活性物质(ET、NO)，介导肾血管收缩。

(二)肾内因素

1.前列腺素合成减少

花生四烯酸在肾内主要通过环氧化酶等途径代谢，生成具有舒张血管和抑制钠、水重吸收作用的前列腺素。前列腺素可拮抗去甲肾上腺素、血管紧张素Ⅱ对肾血管的收缩作用，从而降低入球小动脉阻力和抑制抗利尿激素的作用。代偿期肝硬化患者若使用二硝酸异山梨酯(前列腺素合成酶抑制剂)，可发现PRF下降、肾小球滤过率减少及少尿，甚而发生肝肾综合征。有学者认为，肝硬化患者肾内前列腺素生成增加是一种适应性反应，以增加肾血流量及抑制肾小管对钠的重吸收。急、慢性肝衰竭伴肝肾综合征时，肾髓质前列腺素合成酶减少，提示肾脏合成前列腺素减少在肝肾综合征发生机制中起重要作用。

2.血栓素 A_2 生成增加

血栓素 A_2 也是花生四烯酸在肾内生成的另一类缩血管物质，其代谢产物血栓素自尿中排出。正常时，肾内生成的前列腺素与血栓素 A_2 含量和尿中排出的谷丙转氨酶/血栓素相对恒定，维持正常肾脏血流灌注及肾脏功能。当出现肝肾综合征时，尿中前列腺素含量显著减少，这是引起肾血流灌注和肾功能紊乱的重要因素之一。

3.血管舒缓素-激肽生成减少

血管舒缓素由肾脏远曲小管合成，是一种特异性蛋白水解酶，它作用于肝脏合成的血管舒缓素原，生成缓激肽。后者是一种强大的舒血管物质，可介导肾血管舒张，使肾血浆流量和肾小球滤过率增加。急、慢性肝衰竭时，肝内血管舒缓素原和肾内血管舒缓素合成均减少，二者在血中难以检出，致缓激肽生成也少，故其介导的肾血管舒张效应轻微。

综上所述，肝肾综合征的发病机制涉和全身及肾内多种血管活性因子，显示了发病机制的复杂性和多样性，但其基本病理生理改变为全身外周循环阻力降低，而肾内小动脉痉挛，循环阻力增加，致肾灌注不足。

二、临床特点及分类

肝肾综合征多数发生于肝硬化腹水。利尿、大量快速放腹水、上消化道出血及剧烈的呕吐等因素导致有效循环血容量减少，成为肝肾综合征发生的促发因素。肝肾综合征的临床表现是血清尿素氮和肌酐水平进行性增高，少尿、高钾血症和稀释性低钠血症。另外，肝肾综合征患者常伴有动脉血压的降低。彩色多普勒超声检查可发现肾动脉内径明显变窄、肾血浆流量显著减少而肾脏阻力指数增大等改变。

根据肝肾综合征的临床特点可将其分为两种类型：Ⅰ型的特点是肾功能迅速进行性恶化，在 2 周内血清肌酐水平增高 2 倍，超过 221 μmol/L 或内源性肌酐清除率降至 20 mL/min 以下；Ⅱ型的特点是肾功能不全进展并不十分迅速（血清肌酐水平＞133 μmol/L，内源性肌酐清除率＜40 mL/min），患者常伴有利尿剂抵抗性腹水。

三、诊断和鉴别诊断

国际腹水研究小组提出了有关肝肾综合征的诊断标准，包括主要标准和附加标准，其中主要标准是肝肾综合征的必要条件，若附加标准存在可支持肝肾综合征的诊断。主要标准：①慢性或急性肝病伴进行性肝衰竭和门静脉高压。②肾小球滤过率低，即血清 Cr＞133 μmol/L 或 24 小时肌酐清除率＜40 mL/min。③无休克、进行性的细菌感染、体液丢失及正在使用肾毒性药物的证据。④停用利尿药和用 1.5 L 等渗盐水扩容后肾功能无持续性改善（血浆 Cr 下降至≤133 μmol/L 或肌酐清除率增至≥40 mL/min）。⑤尿蛋白＜500 mg/d和无尿路阻塞或肾实质病变的超声检查证据。

附加标准：①尿量＜500 mL/d。②尿钠＜10 mmol/L。③尿渗透压＞血浆渗透压。④尿红细胞计数＜50/HP。⑤血清钠浓度＜133 μmol/L。值得注意的是，只有在排除休克、严重的细菌感染和最近或当前使用肾毒性药物的情况下方可诊断肝肾综合征。

四、治疗

肝肾综合征唯一确切有效的治疗方法是肝移植。但由于供肝来源困难，且不是所有患者都适合肝移植，所以有必要寻找其他有效的或过渡的疗法，使肝移植顺利进行。近几年来，随着对肝肾综合征发病机制认识的加深，在治疗原发病及避免损害肾功能诱因的基础上，采用了一些新的疗法治疗肝肾综合征，并取得一定疗效。

(一)药物治疗

1.小剂量多巴胺

用非升压剂量的多巴胺，2～3 μg/(kg・min)持续静脉滴注，能选择性地扩张肾血管，对全身血流动力学无明显影响，可改善肾血流动力学、肾小球滤过率及促进钠、水排泄，早期报道有一定疗效，多数报道单独应用无效，多与呋噻米或小剂量血管升压素合用。

2.米索前列醇

米索前列醇是一种前列腺素合成类似物，它应用于肝肾综合征是基于观察到肝肾综合征患者尿中前列腺素水平很低，肾内源性 PGE 合成减少可能参与肝肾综合征发病。

3.内皮素 A 受体阻滞剂 BQ-123

内皮素 A 受体阻滞剂是一种环肽结构的化合物。鉴于肝肾综合征患者血浆内皮素增加可能与肝肾综合征发生有关，Soper 等选择 3 例男性慢性酒精性肝病肝肾综合征患者，用不同剂量（分别为 10 nmol/min，25 nmol/min，100 nmol/min)BQ-123 经中心静脉滴入 60 分钟，引起患者肾小球滤过率、菊粉清除率均显著增加，并呈剂量依赖性，监测心率、中心静脉压、心排血量均无改变。尽管全部 3 例患者随后死亡，但这些结果证实内皮素在维持肝肾综合征中具有重要作用。

4.8-鸟氨酸升压素

8-鸟氨酸升压素为血管升压素 V_1 受体激动剂，具有较强的全身及内脏缩血管作用，而对冠状动脉、肾动脉无显著收缩作用，能提高外周血管阻力并封闭其动静脉分流，从而改善体循环、肾血流灌注和肾功能异常。Lenz 等先后报道应用小剂量 8-鸟氨酸升压素治疗 9 例和 11 例肝硬化并发肝肾综合征，以 6 μg/kg 静脉滴注，持续 4 小时，治疗后肾功能明显改善，血浆去甲肾上腺素、肾素活性也显著下降。有学者采用延长 8-鸟氨酸升压素的使用时间，合并扩容治疗 16 例肝硬化肝肾综合征患者，获得了较满意疗效。

5.特利升压素

特利升压素为血管升压素另一类似物，本身无活性，在体内经氨基肽酶作用，其 N 末端的甘氨酰残基脱去，缓慢释放出具有活性的赖氨酸升压素。有学者报道 9 例肝硬化肝肾综合征采用随机双盲交换法，其中 4 例每天静脉滴注特利升压素，结果肌酐清除率和尿量显著增加（$P<0.05$），血浆肾素与醛固酮水平显著降低（$P<0.05$），没有严重不良反应。国内某医院应用特利升压素治疗肝硬化肝肾综合征 8 例和慢重肝肝肾综合征 6 例，24 小时尿量、血肌酐、尿素氮浓度与治疗前比较有显著性差异，显示出该药具有良好的改善肾灌注和增加肾小球滤过率作用，初步临床观察表明，应用特利升压素治疗肝肾综合征有效。

6.米多君

米多君是一种 α 肾上腺素能激动剂，作用于外周 α 受体产生血管收缩作用。有口服给药的优点，但单用米多君对肝肾综合征患者无效。奥曲肽是一种长效生长抑素类似物，最近在人体的研究提示奥曲肽也有局部血管收缩作用。有学者报道联合应用米多君和奥曲肽治疗Ⅰ型肝肾综合征患者，显示肾功能改善，应用米多君和奥曲肽治疗 20 天后，肾血浆流量和肾小球滤过率均明显改善，没有观察到不良反应。该学者认为长期给予米多君和奥曲肽合并血浆扩容剂似乎是治疗肝硬化Ⅰ型肝肾综合征患者的一种有效而安全的方法。

7.乙酰半胱氨酸

乙酰半胱氨酸是一种含巯基的氨基酸，能促进还原型谷胱甘肽的合成，具有清除自由基、抗氧化性应急反应的作用。Holt 等报道，用该药治疗 12 例早期肝肾综合征患者，其中酒精性肝病引起者9 例，丙型肝炎病毒肝硬化引起者2 例，自身免疫性肝炎引起者 1 例。开始剂量为150 mg/kg，静脉滴注，于 2 小时滴完后继以维持量 100 mg/(kg・d)持续静脉滴注，连续用药5 天。治疗结束后，血清肌酐水平下降（$P<0.001$），肌酐清除率增加（$P<0.02$），尿量增加（$P<0.001$）及尿钠排泄增加（$P<0.05$），肝功能及动脉压无明显变化，1 个月、3 个月的生存率分别为 67%、58%，其中 2 例在肾功能改善后接受肝移植术。以上结果表明，新辅助化学治疗早期肝肾综合征，在提高生存率方面优于现已报道的其他治疗药物，但其作用机制不明。

8.抗利尿激素/精氨酸升压素

V_2型血管升压素受体阻滞剂及 k-阿片样激动剂这两种药物有希望成为治疗稀释性低血钠症及肝肾综合征的新型药物。前者能与肾集合管上皮细胞表面的精氨酸升压素-V_2型受体结合，选择性地拮抗精氨酸升压素的抗利尿作用，阻断水的重吸收。后者能抑制神经垂体，减少精氨酸升压素的释放，又可直接作用于肾集合管，抑制水的重吸收。这两类药不同于传统的排钠利尿药，它们有高度的选择性，只促进水的排泄，对钠的排泄无作用或作用甚微。动物试验及健康自愿受试者试验证明，其排水作用呈剂量依赖关系，已初步用于治疗肝硬化腹水稀释性低血钠症。现已证明，与血浆扩容及缩血管药物联合应用，可使肝肾综合征逆转。

（二）腹腔静脉分流

这种方法理论上可通过分流使腹水从腹腔持续地流向全身循环，增加有效循环血容量和减低门脉压力而起到改善肾功能的作用。但实际疗效尚不确定，易产生并发症。腹腔静脉分流主要用于治疗顽固性腹水，所以对Ⅱ型肝肾综合征患者可能有效，对Ⅰ型肝肾综合征则没有作用。

（三）经颈静脉肝内门体分流术

经颈静脉肝内门体分流术是一种以介入放射学的方法在肝内的门静脉与肝静脉的主要分支间建立分流通道。Guevara 报道经颈静脉肝内门体分流术治疗Ⅰ型肝肾综合征 7 例，手术后 7 天、30 天分别检测肾功能及神经体液等指标。术后第 7 天血肌酐、尿素氨、肾小球滤过率和肾血浆流量均无显著改变；然而术后 30 天血肌酐、尿素氮明显减少，肾小球滤过率和肾血浆流量增加，但均未达到正常。平均动脉压在术后无显著改变，肾素-血管紧张素-醛固酮系统和交感神经系统的活性术后明显受抑制。有学者认为经颈静脉肝内门体分流术可改善肝硬化肝肾综合征患者的肾功能，降低其血管收缩系统的活性。因此经颈静脉肝内门体分流术可作为肝肾综合征患者接受肝移植前的过渡治疗。近年来，学者报道 41 例不能做肝移植的肝硬化肝肾综合征患者给予经颈静脉肝内门体分流术介入治疗，3 个月、6 个月、12 个月和 18 个月存活率分别为 81％、71％、48％和 35％。学者认为经颈静脉肝内门体分流术对大多数不能接受肝移植的肝硬化患者能较长期改善肾功能，延长生存期。

（四）腰交感神经节封闭

肾交感神经起始于脊髓，其节前纤维终于脊柱旁 T_{11}～L_1 交感神经节，节后纤维随肾动脉入肾，沿肾血管分布，以调控肾血管的张力。交感神经系统在肾血管收缩的发病机制中起一定作用。进行腰交感神经节封闭，阻断交感神经系统对肾血管的收缩作用，有可能提高肾灌流量及改善肾功能。有学者报道用此法治疗肝硬化并发肝肾综合征者 8 例，5 例肾小球滤过率＜25 mL/min 者经 24 小时封闭后，肾灌流量、肾小球滤过率、尿钠排泄量、肌酐清除率、尿量均增加；3 例肾小球滤过率＞25 mL/min 者，封闭后肾功能无变化。用此法研究肝肾综合征的报道极少，有待于积累较多的临床对照研究，才能进一步加以评价。由于此法简便易行，也无明显不良反应，可作为试验性治疗。

（五）透析治疗

血液透析或连续性肾脏替代治疗是治疗急、慢性肾衰竭的有效方法，非比较性研究报道透析治疗肝肾综合征非常有效。各种血液透析包括最近描述的分子吸收再循环系统，这是一种改进了的透析方法，它使用一个含清蛋白的透析液，除能清除水溶性毒素，还能有效地清除蛋白结合毒素，而保留血液中有用的营养物质和蛋白质。

第四节　转移性肝癌

肝脏恶性肿瘤可分为原发性肝癌和转移性肝癌两大类。原发性肝癌包括常见的肝细胞癌，少见的胆管细胞癌，罕见的肝血管肉瘤等。身体其他部位的癌肿转移到肝脏，并在肝内继续生长、发展，其组织学特征与原发性癌相同，称为转移性肝癌或继发性肝癌。在西方国家，转移性肝癌的发生率远高于原发性肝癌，造成这种情况的原因是多方面的，而后者的发病率低是其中的影响因素之一；我国由于原发性肝癌的发病率较高，转移性肝癌发生率相对低于西方国家，两者发病率相近。国内统计两者之比为(2～4)∶1，西方国家高达20∶1。在多数情况下，转移性肝癌的发生可被看成是原发性肝癌治疗失败的结果。目前，虽然转移性肝癌的综合治疗已成为共识，但外科治疗依然被看作治疗转移性肝癌最重要、最常见的手段，尤其是对结直肠癌肝转移而言，手术治疗已被认为是一种更积极、更有效的治疗措施，其5年生存率目前可为20%～40%。近年来，随着对转移性肝癌生物学特性认识的加深，肝脏外科手术技巧的改进及围术期支持疗法的改善，转移性肝癌手术切除的安全性和成功率已大大提高，手术病死率仅为1.8%，5年生存率为33.6%。因此，早期发现、早期诊断、早期手术治疗是提高转移性肝癌远期疗效的重要途径，手术切除转移性肝癌灶可使患者获得痊愈或延长生命的机会，因此对转移性肝癌的外科治疗需持积极态度。

一、转移性肝癌的病理基础及来源

肝脏是全身最大的实质性器官，也是全身各种肿瘤转移的高发区域，这与肝脏本身的解剖结构、血液供应和组织学特点有关。

肝脏的显微结构表现为肝小叶，肝小叶是肝脏结构和功能的基本单位。肝小叶中央是中央静脉，围绕该静脉为放射状排列的单层细胞索(肝细胞板)，肝板之间形成肝窦，肝窦的壁上附有库普弗细胞，它具有吞噬能力。肝窦实际上是肝脏的毛细血管网，它的一端与肝动脉和门静脉的小分支相通，另一端与中央静脉相连接。肝窦直径为9～13 mm，其内血流缓慢，肝窦内皮细胞无基底膜，只有少量网状纤维，不形成连续结构，因此，在血液和肝细胞之间没有严密的屏障结构，有助于癌细胞的滞留、浸润。此外，肝窦通透性高，许多物质可以自由通过肝窦内皮下间隙(Disse间隙)。Disse间隙有富含营养成分的液体，间隙大小不等，肝细胞膜上的微绒毛伸入该间隙，癌细胞进入Disse间隙后可逃避库普弗细胞的“捕杀”。这些结构特点有助于癌细胞的滞留、生长与增生。

在血液循环方面，肝脏同时接受肝动脉和门静脉双重的血液供应，血流极为丰富，机体多个脏器的血液经门静脉回流至此，为转移癌的快速生长提供了较为充足的营养。有关转移癌的血供研究表明：当瘤体直径＜1 mm时，营养主要来源于周围循环的扩散；瘤体直径为1～3 mm时，由肝动脉、门静脉、混合的毛细血管在肿瘤周围形成新生的血管网；当瘤体进一步增大，直径＞1.5 cm，从血管造影等观察，血液供应90%主要来自肝动脉，瘤体边缘组织的部分血供可能来自门静脉，也有少部分肝脏转移癌的血液供应主要来自门静脉。

这些因素都在肝转移性肿瘤的形成中起着决定作用，使肝脏成为肿瘤容易侵犯、转移、生长的高发区域。在全身恶性肿瘤中，除淋巴结转移外，肝转移的发病率最高。据相关报道，在9 700例尸体解剖中共发现恶性肿瘤10 912个，其中有肝转移者4 444例，占41.4%，是除淋巴结转移(57%)外转移部位最多的器官。

转移性肝癌的发生与原发肿瘤类型、部位有关，全身各部位的肿瘤，以消化道及盆腔部位(如胃、小肠、结肠、胆囊、胰腺、前列腺、子宫和卵巢等)的肿瘤转移至肝脏者较为多见，临床统计转移性肝癌中腹腔内脏器肿瘤占50%～70%，有40%～65%的结直肠癌、16%～51%的胃癌、25%～75%的胰腺癌、65%～90%的胆囊癌产生肝转移，临床资料还表明结直肠癌与其转移性肝癌同时发现者为16%～25%，大多数是在原发处切除后3年内出现肝转移；其次是造血系统肿瘤，占30%；胸部肿瘤(包括肺、食管肿瘤)占20%；还有少数来自女性生殖系统、乳腺、软组织、泌尿系统的肿瘤等，如52%的卵巢癌、27%的肾癌、25%～74%的支气管癌、56%～65%的乳腺癌、20%的黑色素瘤、10%的霍奇金病出现肝转移。肾上腺、甲状腺、眼和鼻咽部的肿瘤转移至肝脏者也不少见。中国医学科学院肿瘤医院经病理检查发现，在83例转移性肝癌患者中，原发灶在结直肠癌占24%，乳腺癌占16%，胃癌占13%，肺癌占8%，其他尚有食管癌、鼻咽癌、淋巴瘤、胸腺瘤、子宫内膜癌等。资料还显示，随着年龄的增长，转移性肝癌的发生率降低。按系统划分，转移性肝癌来源依次为消化、造血、呼吸及泌尿生殖系统等。

二、转移途经

人体各部位肿瘤转移至肝脏的途径有门静脉、肝动脉、淋巴和直接浸润4种。

（一）门静脉转移

凡血流汇入门静脉系统的脏器，如食管下端、胃、小肠、结直肠、胰腺、胆囊及脾等的恶性肿瘤均可沿门静脉转移至肝脏，这是原发癌播散至肝脏的重要途径。有人报道门静脉血流存在分流现象，即脾静脉和肠系膜下静脉的血流主要进入左肝，而肠系膜上静脉的血流主要汇入右肝，这些门静脉所属脏器的肿瘤会因不同的血流方向转移至相应部位的肝脏。但临床上这种肿瘤转移的分流情况并不明显，而以全肝散在性转移多见。其他还有子宫、卵巢、前列腺、膀胱和腹膜后组织等部位的肿瘤，也可通过体静脉和门静脉的吻合支转移至肝；也可因这些部位的肿瘤增长侵犯门静脉系统的脏器，再转移至肝脏；或先由体静脉至肺，然后再由肺到全身循环而至肝脏。经此途径转移的肿瘤占转移性肝癌的35%～50%。

（二）肝动脉转移

任何血行播散的肿瘤均可沿肝动脉转移到肝脏，如肺、肾、乳腺、肾上腺、甲状腺、睾丸、卵巢、鼻咽、皮肤及眼等部位的恶性肿瘤均可经肝动脉而播散至肝脏。眼的黑色素瘤转移至肝脏也较常见。

（三）淋巴转移

盆腔或腹膜后的肿瘤可经淋巴管至主动脉旁和腹膜后淋巴结，然后倒流至肝脏。消化道肿瘤也可经肝门淋巴结沿淋巴管逆行转移到肝脏。乳腺癌或肺癌也可通过纵隔淋巴结而逆行转移到肝脏，但此转移方式较少见。临床上更多见的是胆囊癌沿着胆囊窝的淋巴管转移到肝脏。

（四）直接浸润

肝脏邻近器官的肿瘤，如胃癌、横结肠癌、胆囊癌和胰腺癌等，均可因肿瘤与肝脏粘连使癌细胞直接浸润而蔓延至肝脏，右侧肾脏和肾上腺癌肿也可以直接侵犯肝脏。

三、病理学特点

转移癌的大小、数目和形态多变，少则 1～2 个微小病灶，多则呈多结节甚至弥漫性散在生长，也有形成巨块的，仅有约 5%的肝转移灶是孤立性结节或局限于单叶。转移灶可发生坏死、囊性变、病灶内出血及钙化等。转移性肝癌组织可位于肝脏表面，也可位于肝脏中央。癌结节外观多呈灰白色，质地硬，与周围肝组织常有明显分界，转移性肝癌灶多有完整包膜，位于肝脏表面者可有凸起或凹陷，癌结节中央可有坏死和出血。多数转移性肝癌为少血供肿瘤，少数转移性肝癌血供可相当丰富，如肾癌肝转移。来自结、直肠癌的转移性肝癌可发生钙化，钙化也可见于卵巢、乳腺、肺、肾脏和甲状腺肿瘤的转移。来自卵巢与胰腺癌（特别是腺癌或囊腺癌）的转移灶可发生囊变。肉瘤的肝转移灶常表现为巨大肿块，并伴有坏死、出血等。转移性肝癌的病理组织学变化和原发病变相同，如来自结直肠的腺癌组织学方面可显示腺状结构，来自恶性黑色素瘤的转移性肝癌组织中含有黑色素。但部分患者由于原发性癌分化较好，使肝脏转移灶表现为间变而无法提示原发病灶。与原发性肝癌不同，转移性肝癌很少合并肝硬化，一般也无门静脉癌栓形成，而已产生肝硬化的肝脏则很少发生转移性肿瘤。学者对 6 356 例癌症患者尸体解剖发现，在 300 例转移性肝癌患者中，仅有 2 例伴有肝硬化，认为其原因可能是硬化肝脏的血液循环受阻和结缔组织改变限制了肿瘤的转移和生长。转移性肝癌切除术后肝内复发率为 5%～28%，低于原发性肝癌切除术后肝内复发率。

临床上根据发现转移性肝癌和原发肿瘤的先后分为同时转移、异时转移及先驱性肝转移。同时转移是指初次诊断或者外科治疗原发性肿瘤时发现转移病灶，发生率为 10%～25%。资料显示，年龄、性别与肝转移无关，但大城市患者发生肝转移少于小城市和农村地区，这与在大城市易得到早期检查、早期发现有关。同时转移性肝癌发生率和临床病理分期明显有关，晚期患者中发病率较高，且多呈分散性多结节病灶。异时转移性肝癌是指原发性肿瘤手术切除或局部控制后一段时间在随访中发现肝转移病灶，大多数在原发灶切除后 2～3 年发现，其发生率尚不清楚。同时转移和异时转移可占肝转移的 97%。先驱性肝转移是指肝转移病灶早于原发肿瘤发现，其发生率较低。

四、转移性肝癌的分期

判明肿瘤分期对治疗方案选择、预后判断、疗效考核、资料对比极为重要，近年来国内外对转移性肝癌的分期提出了多种分类标准。

Fortner 对术后证实的肝转移进行了以下分级。①Ⅰ级：肿瘤局限在切除标本内，切缘无癌残留。②Ⅱ级：肿瘤已局部扩散，包括肿瘤破溃、直接蔓延至周围邻近器官、镜下切缘癌阳性、直接浸润至大的血管或胆管。③Ⅲ级：伴有肝外转移者，包括肝外淋巴结转移、腹腔内其他器官转移、腹腔外远处转移。

Petlavel 提出转移性肝癌的分期需要兼顾转移灶的大小、肝功能状态和肝大情况，依此将转移性肝癌分为 4 期。资料表明Ⅰ期预后最好，中位生存期为 21.5 个月，Ⅱ、Ⅲ、Ⅳ期中位生存期分别为 10.4 个月、4.7 个月和 1.4 个月。

Genneri 认为转移性肝癌的预后主要与肝实质受侵犯的程度有关。根据转移灶的数目和肝实质受侵犯程度将转移性肝癌分为 3 期：①Ⅰ期为单发性肝转移，侵犯肝实质 25%以下；②Ⅱ期为多发性肝转移，侵犯肝实质 25%以下或单发性肝转移累计侵犯肝实质 25%～50%；③Ⅲ期为多发性肝转移，侵犯肝实质 25%～50%或超过 50%。他认为Ⅰ期最适合手术治疗，Ⅱ期、Ⅲ期则应侧重于综合治疗。

Petreli 进一步肯定了肝实质被侵犯的程度是影响预后最重要的因素。肝实质受侵犯程度可以通过测量肝脏被肿瘤侵犯的百分比、肝脏大小和肝功能试验(包括碱性磷酸酶和胆红素水平)来判断，其他影响预后的因素主要为转移性肝癌结节的数目及分布(单叶或双叶)、大小、能否手术切除、出现时间(与原发灶同时或异时)、有无肝外转移、肝外侵犯的类型、患者功能状况、有无症状或并发症等。

五、转移性肝癌的临床表现

转移性肝癌常以肝外原发性肿瘤所引起的症状为主要表现，但因无肝硬化，病情发展较后者缓慢，症状也较轻。临床表现主要包括：①原发性肿瘤的临床表现；②肝癌的临床表现；③全身状况的改变。

(一)原发性肿瘤的临床表现

早期主要表现为原发肿瘤的症状，肝脏本身的症状并不明显，大多在原发肿瘤术前检查、术中探查或者术后随访时候发现，如结直肠癌出现大便性状改变，黑便、血便等；肺癌出现刺激性干咳和咯血等。部分原发性肿瘤临床表现不明显或晚于转移性肝癌，是造成转移性肝癌误诊、延诊的主要因素。转移性肝癌的临床表现常较轻，病程发展较缓慢。诊断的关键在于查清原发癌灶。

(二)肝癌的临床表现

随着病情的发展，肝癌转移性肿瘤增大，肝脏转移的病理及体外症状逐渐表现出来，出现了如消瘦、乏力、发热、食欲缺乏、肝区疼痛、肝区结节性肿块、腹水、黄疸等中晚期肝癌的常见症状。也有少数患者出现转移性肝癌的症状以后，其原发癌灶仍不易被查出或隐匿不现，因此，有时与原发性肝癌难以鉴别。消瘦与恶性肿瘤的代谢消耗、进食少、营养不良有关；发热多是肿瘤组织坏死、合并感染及肿瘤代谢产物引起，多不伴寒战；肝区疼痛是由于肿瘤迅速生长使肝包膜紧张所致；食欲缺乏是由肝功能损害，肿瘤压迫胃肠道所致；肝区疼痛部位和肿瘤部位有密切关系，如突然发生剧烈腹痛并伴腹膜刺激征和休克，多有转移性肝癌结节破裂的可能；腹部包块表现为左肝的剑突下肿块和/或右肝的肋缘下肿块，也可因转移性肝癌占位导致肝大；黄疸常由于肿瘤侵犯肝内主要胆管，或肝门外转移淋巴结压迫肝外胆管所致，肿瘤广泛破坏肝脏可引起肝细胞性黄疸。

（三）全身状况的改变

机体消耗增多和摄入减少时，患者往往出现体重减轻，严重者出现恶病质。如发生全身多处转移，还可出现相应部位的症状，如肺转移可引起呼吸系统的临床表现。

六、诊断方法

（一）实验室检查

1.肝功能检查

转移性肝癌患者在肿瘤浸润初期肝功能检查多属正常，乙肝、丙型肝炎病毒感染指标往往呈阴性。随着肿瘤的发展，患者的血清胆红素、血清碱性磷酸酶、乳酸脱氢酶、γ-谷氨酰转肽酶、天门冬氨酸氨基转移酶等升高，但由于转移性肝癌多数不伴肝炎、肝硬化等，因此肝脏的代偿功能较强。原发性肝癌中常出现的白/球蛋白倒置、凝血酶原时间延长等异常，在转移性肝癌中则极少出现。无黄疸和骨转移时，血清碱性磷酸酶活性增高对诊断转移性肝癌具有参考价值。

2.甲胎蛋白

转移性肝癌中甲胎蛋白的阳性反应较少，主要见于胃癌伴肝转移。大约15%的胃癌患者甲胎蛋白阳性，其中绝大多数患者在100 μg/L以下，仅1%～2%患者超过200 μg/L。切除原发病灶后即使保留转移癌，甲胎蛋白也可以降至正常水平。

3.癌胚抗原

消化道肿瘤，特别是结直肠癌肿瘤患者的癌胚抗原检查，对于转移性肝癌的诊断十分重要。目前多数学者认为癌胚抗原检查可作为转移性肝癌的辅助诊断指标，尤其是对无肿瘤病史、肝内出现单个肿瘤病灶、无明确肝炎病史、甲胎蛋白阴性的患者，必须复查癌胚抗原等指标，以警惕转移性肝癌的发生。一般认为癌胚抗原水平迅速升高或癌胚抗原超过 20 μg/L 是肝转移的指征，但其变化与肿瘤大小并不呈正相关。若癌胚抗原阳性，需复查 B 超、CT、结肠镜等寻找原发病灶以明确诊断或随访。转移性肝癌术后动态监测癌胚抗原对于手术切除是否彻底、术后辅助化疗疗效、肿瘤复发具有重要意义。在清除所有癌灶后，癌胚抗原可降至正常水平。原发性结直肠癌术后 2 年应定期监测，可 3 个月1 次，如果癌胚抗原升高，应高度怀疑肿瘤复发，同时若有血清碱性磷酸酶、乳酸脱氢酶、癌胚抗原明显增高则提示肝转移。癌胚抗原升高时，有时影像学检查并无转移迹象，此时常需通过核素扫描或剖腹探查才能发现。此外，国外文献报道胆汁中的癌胚抗原敏感性远较血清癌胚抗原高。Norton 等研究发现，结直肠癌肝转移患者，胆汁癌胚抗原水平是血清的 29 倍，这对原发病灶在术后肝转移及隐匿性癌灶的发现尤为重要。

4.其他肿瘤标志物测定

其他部位的肿瘤患者如出现 5′-核苷磷酸二酯酶同工酶 V(5′-NPDV)阳性常提示存在肝内转移的可能，同时它也可以作为转移性肝癌术后疗效和复发监测的指标，但不能区分原发性和转移性肝肿瘤。其他临床常用的肿瘤标志物还有酸性铁蛋白、CA19-9、CA50、CA242 等，它们在多种肿瘤特别是消化系统肿瘤中均可增高，但组织特异性低，可作为转移性肝癌检测的综合判断指标。

(二)影像学检查

影像学检查方法同原发性肝癌。转移性肝癌在影像学上可有某些特征性表现：①病灶常为多发且大小相仿。②由于病灶中央常有液化坏死。在 B 超和 MRI 上可出现“靶征”或“牛眼征”。③CT 扫描上病灶密度较低，有时接近水的密度，肝内微小转移灶(<1 cm)在普通的影像学检查下常难以发现，可采用 CT 加动脉门静脉造影，其准确率可达 96%；对这些微小转移灶的定性诊断，目前以正电子发射断层成像特异性最强，后者以 ^{18}F-氟脱氧葡萄糖作为示踪剂，通过评价细胞的葡萄糖代谢状况确定其良恶性。

七、诊断

转移性肝癌的诊断关键在于确定原发病灶，其特点是：①多数有原发性肿瘤病史，以结直肠癌、胃癌、胰腺癌等最常见；②常无慢性肝病病史。如乙型肝炎病毒、丙型肝炎病毒标志物多阴性；③由于转移性肝癌很少合并肝硬化，所以体检时癌结节病灶多较硬而肝脏质地较软；④影像学显示肝内多个散在、大小相仿的占位性病变，B超可见“牛眼征”，且多无肝硬化影像，肝动脉造影肿瘤血管较少见。

临床上诊断的依据主要有：①有原发癌病史或依据；②有肝脏肿瘤的临床表现；③实验室肝脏酶学改变，癌胚抗原增高而甲胎蛋白可呈阴性；④影像学发现肝内占位性病变，多为散在、多发；⑤肝脏穿刺活检证实。

对于某些组织学上证实为转移性肝癌，但不能明确或证实原发性肿瘤起源的情况，临床上并不少见，如某大学医院所记载的21 000例癌症患者中，有686例未明确原发癌的部位。对于此类患者需要通过更仔细的病史询问、更细致的体格检查及相关的影像学和实验室检查来判断。例如原发肿瘤不明时，乳腺、甲状腺及肺可能是原发灶；粪便隐血试验阳性提示胃肠道癌，胃镜、结肠镜、钡剂灌肠检查对诊断有帮助；疑有胰体癌时，应行胰腺扫描及血管造影等。

八、鉴别诊断

(一)原发性肝癌

患者多来自肝癌高发区，有肝癌家族史或肝病病史，多合并肝硬化，肝功能多异常，肝癌的并发症较常见，病情重且发展迅速，甲胎蛋白等肿瘤标志呈阳性，影像学呈“失结构”占位性病变，孤立性结节型也较多见；转移性肝癌多有原发肿瘤病史和症状，很少合并肝硬化，肝功能多正常，病情发展相对缓慢，甲胎蛋白多正常，癌胚抗原多增高，影像学发现肝脏散在多个占位结节，可呈“牛眼征”。但甲胎蛋白阴性的原发性肝癌和原发灶不明确的转移性肝癌之间的鉴别诊断仍有一定困难，有时需依靠肝活检，当组织学检查发现有核居中央的多角形细胞、核内有胞质包涵体、恶性细胞被窦状隙毛细血管分隔、胆汁存留、肿瘤细胞群周围环绕着内皮细胞等表现时，提示为原发性而非继发性肝癌。

(二)肝血管瘤

一般容易鉴别。女性多见，病程长，发展慢。临床症状多轻微，实验室酶学检查常属正常。B超见有包膜完整的与正常肝脏有明显分界的影像，其诊断符合率达85%；CT表现为均匀一致的低密度区，在快速增强扫描中可见特征性增强，其对血管瘤的诊断阳性率近95%；血管造影整个毛细血管期和静脉期持续染色，可见“早出晚归”征象。

(三)肝囊肿

病史较长，一般情况好，囊肿常多发，可伴多囊肾，B超提示肝内液性暗区，可见分隔，血清标志物甲胎蛋白、癌胚抗原阴性。

（四）肝脓肿

肝脓肿多有肝外感染病史，临床可有或曾有发热、肝痛、白细胞计数增高等炎症表现，抗感染治疗有效。超声检查可见液平面，穿刺为脓液，细胞培养阳性。

（五）肝脏肉瘤

此病极少见，患者无肝脏外原发癌病史。多经病理证实。

九、治疗

（一）手术切除

与原发性肝癌一样，转移性肝癌的治疗也是以手术切除为首选，这是唯一能使患者获得长期生存的治疗手段，如大肠癌肝转移切除术后 5 年生存率可为 25%～58%，而未切除者 2 年生存率仅为 3%，4 年生存率为 0。

转移性肝癌的手术适应证近年来有逐渐放宽的趋势。最早对转移性肝癌的手术价值还存在怀疑，直到 Adson 和 van Heerdon 报道手术切除大肠癌肝脏孤立性转移灶取得良好效果，才确定手术切除是孤立性转移性肝癌的首选治疗方法。以后有许多研究发现，多发性与孤立性转移性肝癌切除术后在生存率上并无明显差异，因而近年来手术切除对象不只是限于孤立病灶，位于肝脏一侧或双侧的多发转移灶也包括在手术适应证内，至于可切除多发转移灶数目的上限，以往通常定为 3～4 个。有学者认为以转移灶的数目作为手术适应证的依据没有足够理由，不可机械从事，只要保证有足够的残肝量和手术切缘，任何数目的转移性肝癌均为手术切除的适应证。有肝外转移者以往被认为是手术禁忌证，近年来的研究发现，只要肝外转移灶能得到根治性切除，可获得与无肝外转移者一样好的疗效，故也为手术治疗的适应证。目前临床上掌握转移性肝癌的手术指征为：①原发灶已切除并无复发，或可切除，或已得到有效控制（如鼻咽癌行放疗后）；②单发或多发肝转移灶，估计切除后有足够的残肝量并可保证足够的切缘；③无肝外转移或肝外转移灶可切除；④无其他手术禁忌证。

转移性肝癌的手术时机，原则上一经发现应尽早切除。但对原发灶切除后近期内刚发现的较小（如＜2 cm）转移灶是否需要立即手术，有学者认为不必急于手术，否则很可能在手术后不久就有新的转移灶出现，对这样的患者可密切观察一段时间（如 3 个月）或在局部治疗下观察，若无新的转移灶出现再做手术切除。对同时转移癌的手术时机也是一个存在争议的问题，如大肠癌在原发灶手术的同时发现肝转移者占8.5%～26%，是同期手术还是分期手术尚有意见分歧，有学者认为只要肝转移灶可切除、估计患者能够耐受、可获得良好的切口显露，应尽可能同期行肝癌切除。

转移性肝癌的手术方式与原发性肝癌相似，但有以下几个特点：①由于转移性肝癌常为多发，术中B超检查就显得尤为重要，可以发现术前难以发现的隐匿于肝实质内的小病灶，并因此改变手术方案；②因很少伴有肝硬化，肝切除范围可适当放宽以确保阴性切缘，切缘一般要求超过1 cm，因为阴性切缘是决定手术远期疗效的关键因素；③由于转移性肝癌很少侵犯门静脉形成癌栓，肝切除术式可不必行规则性肝叶切除，确保阴性切缘的非规则性肝切除已为大家所接受，尤其是多发转移灶的切除更为适用；④伴肝门淋巴结转移较常见，手术时应做肝门淋巴结清扫。

转移性肝癌术后复发也是一个突出的问题，如大肠癌肝转移切除术后60%～70%复发，其中50%为肝内复发，是原转移灶切除后的复发还是新的转移灶在临床上难以区别。与原发性肝癌术后复发一样，转移性肝癌术后复发的首选治疗也是再切除，其手术指征基本同第一次手术。再切除率文献报道差别较大，为13%～53%，除其他因素外，这与第一次手术肝切除的范围有关，第一次若为局部切除则复发后再切除的机会较大，而第一次为半肝或半肝以上的切除则再切除的机会明显减小。

(二)肝动脉灌注化疗

虽然手术切除是转移性肝癌的首选治疗方法，但可切除患者仅占10%～25%，大多数患者则因病灶广泛而失去手术机会，此时肝动脉灌注化疗便成为这类患者的主要治疗方法。转移性肝癌的血供来源基本同原发性肝癌，即主要由肝动脉供血，肿瘤周边部分有门静脉参与供血。与全身化疗相比，肝动脉灌注化疗可提高肿瘤局部的化疗药物浓度，同时降低全身循环中的药物浓度，因而与全身化疗相比，可提高疗效而降低药物毒性作用，已有多组前瞻性对照研究证明，肝动脉灌注化疗对转移性肝癌的有效率显著高于全身化疗。肝动脉灌注化疗一般经全置入性药物传递系统实施，后者可于术中置入；也可采用放射介入的方法置入，化疗药物多选择氟尿嘧啶或氟尿嘧啶脱氧核苷，后者的肝脏清除率高于前者。文献报道肝动脉灌注化疗转移性肝癌的有效率为40%～60%，部分患者可因肿瘤缩小而获得二期切除，对肿瘤血供较为丰富者加用碘油栓塞可使有效率进一步提高。但转移性肝癌多为相对低血供，这与原发性肝癌有所不同，为了增加化疗药物进入肿瘤的选择性，临床上有在肝动脉灌注化疗给药前给予血管收缩药(如血管紧张素Ⅱ等)或可降解性淀粉微球暂时使肝内血流重新分布，以达到相对增加肿瘤血流量、提高化疗药物分布的癌与肝比值的目的，从而进一步提高肝动脉灌注化疗的有效率。

前瞻性对照研究表明，与全身化疗相比，肝动脉灌注化疗虽然显著提高了治疗的有效率，但未能显著提高患者的生存率，究其原因主要是由于肝动脉灌注化疗未能有效控制肝外转移的发生。因此，对转移性肝癌行肝动脉灌注化疗应联合全身化疗(氟尿嘧啶＋四氢叶酸)，或加大化疗药物的肝动脉灌注剂量，以使部分化疗药物因超过肝脏的清除率而“溢出”肝脏进入全身循环，联合使用肝脏清除率低的化疗药物，如丝裂霉素也可达到相同作用。

(三)其他

治疗转移性肝癌的方法还有许多，如射频、微波、局部放疗、肝动脉化疗栓塞、瘤体无水乙醇注射、氩氦刀等。

第六章

胆道疾病

第一节　胆　石　症

胆石症是指胆管系统(包括胆囊和胆管)任何部位发生结石的疾病,是世界范围内的常见病。女性好发,患病率随着年龄的增长而增高,约2/3患者无症状。患者可出现胆绞痛、胆囊炎、胆管炎、胰腺炎等临床表现和并发症,严重者可出现胆囊坏疽和穿孔等严重并发症。

一、病因与发病机制

胆结石形成的机制尚未完全明了。胆结石分为胆固醇性结石和色素性结石。西方国家中75%以上的胆结石为胆固醇性,且多发生于胆囊;在亚洲、非洲国家则以色素性结石常见,且胆结石常伴胆管结石。遗传因素及生活方式(如饮食习惯)可能与胆结石的形成有关。胆固醇结石与胆色素结石的发病机制不同。

(一)胆固醇结石与脂质代谢有关

体内总胆固醇池是由自身从乙酰辅酶A合成或饮食中吸收的,多数溶解,且以原形分泌到胆汁中或转化为胆酸,形成肝内胆固醇池,约20%由肝脏新合成。

1.代谢障碍

各种代谢障碍引起胆固醇池循环平衡失调,导致胆汁胆固醇绝对高分泌或胆汁酸相对低分泌,或两者并存。肝脏合成的胆固醇在胆汁中与胆汁酸、磷脂形成微胶粒后具有水溶性。胆汁中的胆固醇、胆汁酸与磷脂含量的比例对维持胆固醇的溶解状态很重要。肥胖、年老、药物效应、激素治疗均引起胆汁胆固醇分泌过多,而胆汁酸分泌相对减少,如广泛小肠切除等引起胆汁过度饱和,使胆固醇易从胆汁中析出成为胆固醇结晶。除了微胶粒，磷脂大泡也是一种胆固醇载体。大泡主要由磷脂及胆固醇组成，存在于所有胆汁中，是胆固醇从肝脏分泌至胆小管的原始形式。在胆盐浓度很低时，大泡携带肝胆汁中几乎所有的胆固醇，通常，大泡内胆固醇与磷脂的克分子比例为 1∶1，可达 5∶2，而在微胶粒中胆固醇与磷脂的比例为 1∶(2～5)，因此大泡比微胶粒能更有效地携带胆固醇。大泡和微胶粒的平衡及两者所含胆固醇的比例与胆盐的浓度有关，在胆盐浓度很低时，大多数胆固醇由大泡携带，而在胆盐浓度高时，部分大泡因微胶粒的作用成为可溶性而转移至微胶粒。胆固醇与磷脂的比例增高(如在大泡内比例为 3∶2，微胶粒中为 1∶3)时，就会超过其携带能力而达到亚稳态浓度，胆固醇就有沉淀的倾向。高胆固醇与磷脂比例缩短了成核时间，而大泡的积聚可能是胆固醇形成结晶的重要步骤，钙的存在可能有促进大泡积聚的作用。

2.胆囊的作用

在胆固醇结石形成过程中，胆囊对成核、晶体形成与结石成长具有重要意义。胆汁在胆囊中浓缩而使黏稠度增高，饥饿时胆汁排空减少而有胆汁潴留，机械或炎症因素使胆汁淤积，妊娠或服用避孕药使胆囊松弛而排空不全，以及胆汁在胆囊中不均匀的分层等都有利于结石的形成。此外，胆囊及胆管中分泌的糖蛋白对胆固醇结晶的形成有重要意义。糖蛋白是高分子蛋白，包括黏液、黏多糖与黏蛋白，黏蛋白是促核形成因子，不仅可增加胆汁的黏稠度，而且使呈饱和状态的胆固醇形成结晶。胆石症患者的胆囊黏蛋白分泌亢进。

3.其他

除上述因素外，细菌感染、年龄增长、遗传、肥胖、高胆固醇饮食等也与胆结石形成有关。

(二)胆色素结石

胆色素结石又分黑色和棕色。黑色胆色素结石可发生于无诱发因素者，与黑色胆色素结石有关的因素包括慢性溶血、珠蛋白生成障碍性贫血、心脏瓣膜病、高龄、长期肠外营养及肝硬化，黑色胆色素结石很少与胆固醇性结石共存。亚洲多见胆囊及胆管褐色胆色素结石，与细菌感染有关，如胆石中含大肠埃希杆菌，胆汁分泌性 IgA 减少。

黑色和棕色色素性结石含胆红素钙，故色素性结石的发病机制包含胆红素的非结合和诱导。在慢性溶血患者，肝管分泌结合胆红素的能力增加 10 倍，细菌 β-葡萄糖苷酸水解酶水解结合胆红素为不可溶胆红素，引起感染相关的褐色胆色素结晶。淤胆能为胆红素葡萄糖苷酸非酶水解提供机会，而长期肠外营养可加重淤胆。其他胆囊对形成色素性结石也有作用,胆囊上皮可酸化胆汁,增加碳酸钙溶解度,而胆囊炎症不能酸化胆汁有助于形成色素性结石。此外,胆囊上皮分泌一种糖蛋白黏液基质入胆汁,可结合胆红素及其他胆汁成分。

二、临床表现

(一)胆绞痛

约 1/3 胆石症患者有症状,其中 70%~80%诉胆绞痛,因胆石移行至胆囊管引起内脏痉挛痛。胆绞痛时,胆囊黏膜无急性炎症,疼痛由梗阻的胆囊管处功能性痉挛引起。急性胆囊炎疼痛则由胆囊壁炎症引起。胆绞痛的特征为发作性中上腹剧烈疼痛,可位于右上腹、左上腹或心前区、下腹部;可由进食大量食物,特别是油腻食物引发,也可无诱因发生。典型的疼痛为突然发作,15 分钟内疼痛急剧加重达高峰,持续 3 小时,疼痛缓解较慢。如疼痛持续 6 小时以上,应怀疑胆囊炎。疼痛可放射至肩胛间区或右肩部,可伴有呕吐、出汗。患者常坐卧不安,一次发作后上腹残余压痛可持续。一般一旦发生胆绞痛,则再次发作的危险性很大,两次发作间隔期不定,可能为数周、数月或数年。发作时血常规及生化检查无异常。

真正的胆绞痛应与非特异性消化不良鉴别。有或无胆结石者均常有胀气、胃灼热、吞气症、腹部不适、脂肪性食物不耐受等症状。胆石症引起的胆绞痛行胆囊切除可治愈,而非特异性消化不良伴胆结石患者行胆囊切除后症状依然存在,故在术前予以鉴别很重要。

(二)急性胆囊炎

急性胆囊炎最常见的原因是胆结石阻塞胆囊管,导致胆囊急性炎症。90%的胆囊炎与胆石症有关。梗阻可破坏胆囊黏膜,引起炎症反应。胆汁脂质(如磷脂酰胆碱)水解和胆盐重吸收可能起作用。前列腺素及其他化学介质可能也参与炎症发展。急性胆囊炎的胆汁中常发现细菌,可能为继发性,细菌感染可进展至胆囊积脓。急性胆囊炎患者既往多有胆绞痛发作,疼痛常持续超过 3 小时,且第 3 小时末,疼痛从上腹部转移到右上腹并出现局部压痛。患者常伴呕吐,体温常不超40 ℃,白细胞计数常升高伴核左移。老年患者症状可很轻微,Murphy 征可阳性。30%~40%可扪及胆囊和附着的网膜块物。即使无胆石症和梗阻,15%的急性胆囊炎患者伴黄疸可能与炎症的胆囊管水肿和压迫有关。

(三)慢性胆囊炎

慢性胆囊炎患者常有胆囊结石、反复胆绞痛发作或急性胆囊炎的病史,这可导致胆囊壁增厚、纤维化。疼痛发作时常不能扪及胆囊，患者与胆囊有关的症状很少，但常有反复胰腺炎、胆管结石和胆管炎等相关并发症。约15%的胆结石患者同时有胆总管结石，后者可引起胆管炎、胰腺炎。

(四)胆总管结石和胆管炎

小的胆囊结石可从胆囊经过胆总管进入十二指肠，结石也可留在胆总管引起并发症。大多数胆总管结石与胆囊结石成分一致，但一些因沉积了胆红素钙及其他钙盐而变得更松软，颜色呈褐色。胆总管结石是引起梗阻性或外科性黄疸的原因之一，应与肝细胞性或内科性黄疸鉴别。胆管梗阻可引起黄疸、瘙痒。瘙痒的机制不清，可能由胆汁潴留刺激感觉神经末梢或内源性阿片激动剂潴留所致，有时瘙痒可为主要症状。胆管梗阻可引起大便白色或白陶土样但很少见，因为梗阻很少为完全性，而这种大便在胆总管恶性狭窄中更多见。胆总管梗阻可引起胆管压力升高，出现肝外及肝内胆管扩张，超声和CT检查可发现，可行胆管造影，如内镜逆行胰胆管造影或经皮穿刺肝胆道成像，以确定梗阻的原因和水平。不像恶性胆总管梗阻，胆总管结石常不伴无痛性胆囊肿大。胆管梗阻常不完全，且胆囊本身常因慢性胆囊炎已纤维化瘢痕而不能扩张，但不是绝对的。随着梗阻时间延长，可继发肝实质损伤，常见转氨酶、血清碱性磷酸酶、淀粉酶升高和出现黄疸。胆管梗阻致纤维化增加可继发胆汁性肝硬化。发生肝硬化的倾向会因梗阻的完全性和持续时间而不同。胆管结石引起继发性胆汁性肝硬化的平均时间约5年，可出现门静脉高压或肝衰竭。不完全性梗阻患者常表现为食管静脉曲张破裂出血，完全性梗阻患者则常出现肝衰竭。即使患者有肝硬化，也应采取各种手段改善梗阻，以逆转或部分逆转门静脉高压和继发性胆汁性肝硬化。

胆总管结石的常见并发症是胆管炎，因为细菌感染常发生在梗阻或淤胆情况下。70%的患者出现典型的临床表现，包括腹痛、黄疸、寒战高热，体征无特异性，可有轻度肝大、压痛及反跳痛，随着疾病的发展，可出现肝脏多发脓肿、多器官衰竭或休克。血培养常阳性，反映胆管微生物感染，最常见的病原菌是大肠埃希菌、克雷伯杆菌、假单胞菌和肠球菌，15%同时感染厌氧菌。

(五)胰腺炎

胆结石或胆泥经过胆总管可引起急性胰腺炎，胆泥或镜下结石引起一部分隐源性胰腺炎。

三、诊断和鉴别诊断

(一)诊断

胆管疾病的临床症状与体征无高度特异性,应仔细根据患者病史、体格检查、实验室检查进行诊断。临床拟诊胆绞痛应经影像学检查证实,其中B超、经皮穿刺肝胆道成像、内镜逆行胰胆管造影对胆石症有确诊价值。超声检查对诊断胆结石具有很高的特异性和敏感性,表现为强回声伴声影。

(二)鉴别诊断

(1)胆结石可能同其他疾病共存,故发现胆结石并不能排除其他引起患者类似胆绞痛临床征象的疾病。对其他内脏器官的疾病,包括上消化道疾病、结肠疾病、肾脏疾病、胰腺疾病等应予以排除。腹部以外的疾病也可引起类似的临床征象,如心绞痛、主动脉瘤夹层分离、脊神经痛、胸膜炎、心包炎及遗传性血管性水肿和急性间歇性卟啉病。

(2)除了疼痛,急性胆囊炎患者可表现为局部炎症的症状和体征(如右上腹块物、压痛),以及全身性毒性反应(如发热、白细胞计数增多),鉴别诊断包括引起腹部炎症或感染的其他原因。急性阑尾炎时,脐周腹痛转移至右下腹,并出现炎性包块。因胆囊部位可较低或阑尾部位可较高位于肝后,因此可与胆绞痛胆囊炎症相混淆。两者均可出现发热、白细胞计数增多。超声或肝胆闪烁显像有助于鉴别。

(3)急性胰腺炎与胆囊炎鉴别较困难,两者压痛部位互相重叠。急性胰腺炎可由胆结石引起,故胆囊炎和胰腺炎可并存。急性胆囊炎可伴高淀粉酶血症,但胰腺炎的淀粉酶水平更高。胆管闪烁显像和影像学检查,如超声和CT对诊断有帮助。胆管闪烁显像可确诊或排除急性胆囊炎的诊断,敏感性和特异性高。禁食2～4小时,静脉注射^{99m}Tc标记的亚氨基二乙酸衍生物(iminodiacetic acid derivative,IAD),后者可分泌入胆管,并在γ照相机下成像。正常情况下,胆囊、胆总管和小肠在30～45分钟显像。^{99m}Tc-IAD正常可排除腹痛患者急性胆囊炎的诊断。^{99m}Tc胆囊未显影,而肝脏、胆总管、小肠显影,则强烈提示急性梗阻性疾病。检查前禁食或禁食时间延长可导致假阳性。

(4)溃疡穿孔是更剧烈的疼痛和腹膜炎体征。腹部X线检查或CT检查可见腹腔内游离气体。如未见游离气体且仍怀疑有溃疡穿孔,应行胃肠道碘油造影以证明穿孔。

四、治疗

胆石症的治疗主要包括急性发作期的治疗和排石治疗。急性发作期应禁食脂肪食物，严重者禁食；胆绞痛者给予阿托品肌内注射，必要时与镇痛药，如哌替啶或吗啡合用；合并感染者给予抗生素治疗。发作间歇期仍应注意进清淡饮食，避免过饱。排石治疗有非外科手术治疗和外科手术治疗两大类方法。一般而言，选择排石方法要对有无胆石症状，患者的年龄和身体状况，胆石的部位、性质及数量，胆囊功能是否良好，手术的可能性和并发症及患者的意愿等因素，进行综合考虑。现就不同部位结石的排石方法分述如下。

（一）胆囊结石的治疗

胆囊切除术是有症状的胆囊结石患者的主要治疗方法。适应证如下：①临床上有反复发作的胆绞痛。②有胆囊结石并发症，如急性胆囊炎、急性胰腺炎、胆瘘等。③预计有发生胆囊结石并发症的潜在危险，如同时有胆囊腺瘤样息肉、口服胆囊造影剂不显影等。

手术方法有常规胆囊切除术和腹腔镜胆囊切除术。后者的优点是创伤小、愈合快、住院期短，但对胆囊萎缩、腹腔广泛粘连，以及急性胆囊炎合并化脓、坏疽或穿孔和出血性疾病的患者为禁忌。对疑为同时有胆管结石者，腹腔镜检查前应做内镜逆行胰胆管造影；开腹手术时则要做术中胆管探查。

对无症状的胆囊结石是否应做预防性胆囊切除术，一直存在争论。近年来通过长期随诊研究发现，这类患者中症状出现率在 5 年、10 年、15 年分别为 10%、15%和 18%，故认为对这类患者以进行观察为宜。尽管长期胆囊结石可能有 1%～4%的患者发生胆囊癌，但毕竟是少数，且癌变前往往有胆囊炎症状，可提示手术，何况胆囊切除术后右半结肠癌的发生率还高于正常人。对仅表现为消化不良症状的胆囊结石，术后症状常不能缓解或仅有暂时缓解，故手术选择宜慎重。

胆囊结石的非手术治疗包括口服药物溶石和体外震波碎石。口服鹅去氧胆酸（chenodeoxycholic acid，CDCA）500 mg，每天 2～3 次，或熊去氧胆酸（ursodeoxycholic acid，UDCA）150～300 mg，每天 2 次，疗程 6～24 个月。每半年复查 B 超及胆囊造影，如结石已消失，继续用药3 个月复查。停药后约 50%的患者复发，故多要终身服药。不良反应为腹泻、一过性转氨酶升高，长期服用时少部分患者有肝损害。UDCA 比 CDCA 不良反应少，但价格高。口服药物溶石对胆囊内胆固醇结石（一般为透过 X 线的阴性结石）、直径＜20 mm 且胆囊收缩功能良好者有效；由于需长期服药，且价格较高，一般仅适用于老年患者或因其他原因不能耐受手术者，或作为体外震波碎石后的辅助治疗。体外震波碎石对透过X线的阴性结石，直径<25 mm的单个或少于15 mm的2～3个结石，且胆囊收缩功能良好者有效，一般很安全，但妊娠者禁忌。其效果远不如该法对治疗肾结石的效果好，故尚未被普遍推广。

（二）胆总管结石的治疗

凡有胆总管结石者均必须积极治疗。

1.非外科手术治疗

近年来通过十二指肠镜做乳头括约肌切开取石术治疗胆管结石，尤其适用于胆囊已切除的胆总管复发结石或残余结石，以及年老体弱手术风险大或不愿手术者。对胆总管大结石（直径>20 mm），可通过内镜做机械碎石、液电碎石、激光碎石或药物溶石等方法解决。当发生胆总管结石梗阻，引起化脓性胆管炎、急性胆石性胰腺炎等严重并发症时，可行紧急乳头括约肌切开并置入内引流或鼻胆引流管减轻胆总管压力，从而迅速控制病情发展。

2.外科手术治疗

当非外科手术治疗不成功或有内镜治疗的禁忌证时，应行外科手术治疗。手术为胆总管探查或切开取石及T型管引流，手术时要力求将结石取尽，故术中应做胆管造影及胆管镜检查。术后残余结石可通过T型管窦道处理或乳头括约肌切开取石。如术后发生残余结石又不能用非手术方式取出时，需再次手术者，或第1次手术发现为泥沙样色素性结石者，一般都加做胆管肠道内引流术，以让胆石顺畅地排入肠腔。

（三）肝内胆管结石的治疗

肝内胆管结石以手术治疗为主。手术原则为：①尽量取尽结石和解除胆管梗阻。②在矫正胆管狭窄和解除梗阻的基础上做胆肠内引流术（一般为肝管、肝胆管或胆总管与空肠的Roux-en-Y吻合术），以扩大胆管流出道。③如病变局限在左侧肝叶，可做肝叶切除以根治病灶。术后对残余结石可通过T型管窦道放入胆管镜至胆管内，在直视下用取石篮取出结石，也可结合进行各种碎石、溶石术。

肝内胆管结石手术治疗很难彻底，故手术后常需长期用中西利胆药物，这对保证胆管引流通畅，促使残余结石的排出和减少结石复发有重要作用。

第二节　胆管蛔虫病

蛔虫钻入胆管称为胆管蛔虫病，在我国特别是经济落后、卫生条件差的地区是常见的消化系急症，多见于儿童和青壮年，女性多于男性。

一、病因与发病机制

寄生在小肠中的蛔虫喜碱厌酸和有钻孔的习性，当宿主因发热、饥饿、呕吐、腹泻、驱虫不当等，致胃肠内环境改变时，蛔虫可上窜钻入胆管，由此引起 Oddi 括约肌强烈痉挛，而发生剧烈的上腹绞痛。蛔虫将肠道内的细菌带入胆管，可继发胆管感染。虫体可引起胆管梗阻，加重感染，严重者可发生急性梗阻性化脓性胆管炎。残留在胆管内的死虫及虫卵常成为日后形成结石的核心。钻入胆管的蛔虫可损伤胆管壁引起胆管大出血。若虫体堵塞"共同通道"或引起 Oddi 括约肌痉挛，可并发急性胰腺炎。甚至有人报道过蛔虫钻穿肝脏，进入腹腔或穿破横膈进入胸腔的患者。

二、临床表现

不少患者有排虫史、呕虫史，部分患者近期用过驱虫治疗。本病的典型症状为急骤发作的上腹痛，多位于剑突下偏右，呈钻顶样剧痛，较结石引起的绞痛重，一般持续数分钟至十余分钟后自行缓解。发作过后，患者可毫无症状或仅有轻度右上腹隐痛。这种发作时剧痛难忍与间歇期如同常人的明显差别是本病的特点之一。疼痛可反复发作。大多数患者在腹痛开始不久即出现恶心、呕吐，部分患者可吐出蛔虫，这对本病有特殊的诊断价值。体征相对较轻，仅有上腹轻度压痛或无体征；症状严重而体征轻微也是本病的特点。

如合并梗阻，起病数天后可出现黄疸。如继发胆管感染，出现发热时，黄疸可加深。

三、实验室和其他检查

(1)外周血中嗜酸性粒细胞比例增高，合并感染时白细胞计数增多。粪便中可找到虫卵，但找不到虫卵也不能排除本病。

(2)B 超检查为诊断本病最有价值的检查方法，准确率达 95%。声像图表现为胆总管内可见直径 0.5 cm 的强回声影平行光带或多光带，有时呈活动状，可有胆总管轻度扩张。

(3)内镜逆行胰胆管造影能清楚了解胆管内有无蛔虫及其位置、形态和数量，多在内镜治疗时进行。

四、诊断

胆管蛔虫病具有特征性的临床表现，因此，凡年龄<30 岁，具下列表现者即可作出临床诊断：①剑突下或右上腹阵发性绞痛，尤其是伴有“钻顶痛”，缓解期如同常人。②剧痛时伴有呕吐，特别是有呕蛔虫或排虫史。③症状重而体征轻。B 超检查有助于确立诊断。

需与胆石症引起的胆绞痛和胆囊炎、急性胰腺炎、溃疡穿孔等急腹症鉴别。

五、治疗

治疗原则为解痉止痛、预防感染、驱蛔。以非手术治疗为主。治疗无效或发生严重并发症者可给予手术治疗。

(一)非手术治疗

1.解痉镇痛

镇痛不但能解除疼痛，且可改善局部血液供应和缓解胆汁淤滞，从而避免或减轻胆管合并感染。常用的解痉剂为抗胆碱药，如阿托品或山莨菪碱，多使用肌内注射。维生素 K 也有良好的缓解疼痛作用，可用维生素 K_3 8 mg，肌内注射。对疼痛剧烈或疗效不佳者酌情加大剂量，或用维生素 K_3 16 mg 或维生素 K_1 40 mg置于 500 mL 葡萄糖补液中静脉滴注。必要时加用氯丙嗪或异丙嗪 25 mg 肌内注射，可加强解痉剂的镇痛作用。对胆管蛔虫病，多数学者认为应尽量避免使用麻醉性镇痛剂，以免加重 Oddi 括约肌的痉挛。上述药物无效，有时换用硝苯地平 10 mg 或硝酸甘油 0.3 mg 舌下含服可能奏效。

2.驱蛔虫治疗

一旦确立诊断，应立即予以驱蛔虫治疗，驱散上消化道内的蛔虫，并使胆管内的蛔虫退出后不能再进入胆管。

(1)药物驱蛔虫：宜使用速效麻痹性驱蛔虫药。常用的药物有枸橼酸哌嗪(驱蛔灵)，成人3.0～3.5 g，或按 75 mg/kg 计，总量不超过 5 g；儿童按 100～150 mg/kg 计，最多不超过 3 g，空腹 1 次顿服。阿苯达唑(肠虫清)，成人 400 mg，空腹 1 次顿服。噻嘧啶(抗虫灵)成人1.2～1.5 g，空腹1 次顿服。

(2)酸驱蛔虫：由于蛔虫有喜碱怕酸的特性，用酸性物质迫使蛔虫退出胆管且不向上消化道上窜。常用方法有食醋疗法，即将 100 mL 左右的食醋稍加温后1次顿服;补液中加入较大剂量的维生素C,(2～3)g/500 mL,静脉滴注,据研究这可酸化胆汁,逼使胆管蛔虫退出胆管。酸驱蛔虫有辅助治疗作用,可予试用。

(3)中医治疗:中药方剂“乌梅丸(汤)”具有驱蛔虫、解痉、利胆的作用;针刺疗法也有一定效果。

3.抗感染

由于虫体会将肠道细菌带入胆管,加上虫体部分堵塞胆管致胆汁引流不畅,故易合并胆管感染,严重者可并发急性梗阻性化脓性胆管炎,故一般宜给予抗感染治疗,特别是已证实有感染者更应积极进行抗感染治疗。由蛔虫带入胆管的细菌多为肠道革兰氏阴性杆菌,首选治疗是针对这类细菌的抗生素。

(二)内镜治疗

内镜逆行胰胆管造影不仅能诊断本病,并能进行有效的治疗。当蛔虫嵌于十二指肠乳头处,部分虫体尚留在肠腔时,可在内镜下用圈套器或取异物钳等迅速夹住虫体,将蛔虫拉出胆管。对胆总管内的蛔虫,可将Dormia网篮插入胆总管内将蛔虫套住,再拉出胆总管外,如十二指肠乳头的口径较小,可先行乳头切开术后再插入网篮。熟练者做内镜下取虫的成功率在85%以上,是目前治疗胆管蛔虫最可靠、快捷的方法,操作并不复杂而安全性大。值得注意的是,应尽量避免在胆内截断蛔虫,若发生时则应用气囊导管将残留虫体取尽,否则残留虫体会成为继发结石的核心。内镜治疗后仍应给予药物驱虫治疗。

(三)手术治疗

对非手术治疗失败或出现严重并发症者,应考虑手术治疗,指征为:①保守治疗1周无效,腹痛仍剧烈,发作频繁,胆管感染严重。②合并急性梗阻性化脓性胆管炎、胆管大出血、急性坏死性胰腺炎、胆管或肝穿破等。

第三节 胆囊息肉

胆道良性肿瘤多见于胆囊,而胆管中则少见。胆囊中最常见为胆囊息肉。胆囊息肉或称胆囊息肉样病变、胆囊隆起样病变,是向胆囊腔内突出的局限性息肉样病变的总称。本病自B超广泛应用于临床后发现率明显增加,其中以非肿瘤性息肉占绝大多数，如胆固醇息肉、炎性息肉、腺肌瘤样增生。

胆囊息肉可发生在胆囊黏膜上任何部位，大部分为多发，呈蒂状或疣状，向胆囊腔内突出，其基底部与正常胆囊黏膜相连，形态不一，大小不等。但大部分直径<10 mm。

一、病理

（一）胆固醇息肉

胆固醇息肉最为常见，特点为胆囊黏膜上可见众多的小结节，疣状或带小蒂的赘生物，有的聚集，有的分散；黄色、透明、分叶状；质软易碎，直径一般<10 mm。镜检可见表面为柱状上皮细胞，极少有纤维成分。扫描电镜下可见黏膜表面微绒毛上附有胆固醇结晶。

（二）炎性息肉

炎性息肉单发或多发，有蒂或无蒂，呈乳头状，直径<10 mm；外观苍白，呈慢性炎症改变，周围胆囊壁有明显炎症。镜检见表面柱状上皮呈单层或少数呈多层覆盖，部分黏膜呈炎性坏死；黏膜下有淋巴细胞及单核细胞为主的炎性细胞浸润。扫描电镜下提示黏膜表面的绒毛减少、变短或缺损，呈“剥脱”状。

（三）腺瘤样增生

腺瘤样增生也叫增生性息肉，来自上皮，通常无蒂，表面光滑，直径约5 mm。单发或多发，多见于胆囊体部、胆囊底部。组织学的特征以黏膜化生的上皮细胞增生为主，伴有上皮细胞增生，无异型性倾向。

（四）腺肌瘤样增生

腺肌瘤样增生多见于胆囊底部，呈一狭窄环，局部胆囊壁呈局限性增生、肥厚，直径平均为 10 mm。有的可见息肉样物向腔内突出，也有的仅呈颗粒状，肉眼所见有时很难与胆囊癌鉴别。切面呈蜂窝状结构；镜检胆囊黏膜及平滑肌均明显增厚，腺腔由柱状上皮细胞构成，周围有数量不等的平滑肌增生、环绕。

二、临床表现与诊断

本病一般少有明显症状，部分患者可有上腹部不适或右季肋部疼痛，位于胆囊颈部的长蒂息肉或合并结石时可出现疼痛。

由于息肉类型较多，缺乏特异性临床表现，因此术前确诊困难。B 超为首选检查方法，表现为胆囊壁上附着固定的光团而不伴声影，其中胆固醇息肉呈颗粒状或桑葚状不均的高回声，多发常见，直径<5 mm；炎性息肉或腺瘤多呈类圆形

或乳头状实质性低回声，无蒂，直径<10 mm；腺肌瘤病的胆囊壁呈局限性增厚，突向腔内，肥厚的胆囊壁中呈小圆形囊泡影像和散在的回声光点；腺癌呈乳头状或结节状肿块向胆囊腔内突出，无蒂，边缘不整齐，回声不均匀的实质性光团，直径>15 mm。CT 对胆囊息肉病变的诊断价值不如 B 超，超声内镜检查包括经皮肝穿刺胆囊双重造影和胆囊镜检查可以进一步提高胆囊黏膜病变的定性诊断率，其确诊率高达 90%。

三、治疗

对胆囊息肉的治疗方法尚无一致意见，一般认为有临床特征能排除恶变者。如 B 超所见息肉直径<10 mm，多发为主；B 超图像显示布满强回声光点，表面不光滑，常有细蒂垂于胆囊内；年龄<45 岁；不合并结石，也无明显主诉症状可暂缓手术，B 超随访观察。因为胆囊息肉，尤其是最多见的胆固醇息肉迄今尚未见癌变报道，且胆囊切除并非完全没有危险，所以手术指征还应从严掌握。对症状明显，影响工作和生活者，合并慢性胆囊炎及结石者；息肉单发，直径>10 mm，基底较大或有蒂位于胆囊颈部者都是胆囊切除的适应证。但目前由于本病术前确诊困难，患者常有恐癌心理，医者存在防止贻误恶变的想法，从而有使手术扩大化的趋势。

第四节 胆 管 癌

胆管癌主要指左右肝管、肝总管、胰腺上胆总管及胆管末端的原发性恶性肿瘤。一般将胆管末端肿瘤归入壶腹周围癌中一并讨论，而由肝内胆小管发生的胆管细胞癌，则归入原发性肝癌中讨论。根据西方文献记载，胆管癌在常规尸检时的发现率为 0.01%～0.46%，胆管癌在胆管手术中的发病率为0.29%～0.73%，但是胆管癌的发病率在日本和我国均较高；根据发病的部位，则以上段胆管癌的发病率高，国内外均有共同特点。本病发病年龄多为 50～70 岁，40 岁以下少见，患者中以男性为多，男性与女性的比为(2～2.5)∶1。

胆管癌的预后不佳。手术切除组一般平均生存期为 13 个月，很少存活 5 年。单纯胆管内引流或外引流，其生存期仅 6～7 个月，很少超过 1 年。一般认为做胆肠内引流的患者较外引流者生存率高。

一、病因

胆管癌的确切病因尚不清楚。临床资料统计显示，胆管癌合并胆管结石者，国内文献统计报道为16.9%，国外为20%～57%。各类胆管癌中以中段胆管癌伴发结石较高，约占35.3%。因此认为胆总管长时间受到结石的慢性刺激，上皮发生增生性改变，可能与胆管癌的发生有关。有人提出慢性溃疡性结肠炎、肝脏华支睾吸虫感染及先天性胆总管囊肿患者较易发生胆管癌。慢性溃疡性结肠炎约有9%的患者并发胆管癌，而先天性胆总管囊肿的癌变率为1%～5%，较正常人高20倍，尤其以Ⅰ型胆总管囊肿患者更多见。如做囊肿肠道内引流术，在残留的囊肿内继发肿瘤的发生率可高达50%，5%～7%肿瘤发生在囊肿的后壁。至于原发性硬化性胆管炎和胆管癌的关系，迄今仍无定论，据统计20%～30%的长期罹患原发性硬化性胆管炎的患者可发生胆管癌，这可能与胆汁淤滞和感染有关，使胆管上皮长期遭受胆汁中的有毒物质、致癌物质，以及慢性炎症的反复损害和刺激，胆管上皮细胞可异型增生和肠上皮化生，甚至诱发癌变。但也有学者认为根本不存在原发性硬化性胆管炎，因经长期随访或术中多次的取样活检，最后结果都证实为肿瘤，因而原发性硬化性胆管炎的本质就是一种进展缓慢的胆管癌。

二、病理

胆管癌可发生在胆管的任何部位。①上段癌：肿瘤位于肝总管和左右肝管汇总处及其近侧胆管的癌，又称Klastkin肿瘤，其发生率在胆管癌中占40%～76%。②中段癌：肿瘤位于胆囊管到十二指肠上缘一段的胆总管癌。③下段癌：肿瘤位于十二指肠下缘一段的胆总管癌。

胆管癌通常表现为3种形态。①乳头状型：最少见，可发生于胆管的任何部位，癌组织除主要向管腔内生长外，也可进一步向管壁浸润性发展，如能早期切除，成功率高，预后较好。但此型病灶有时波及胆管的范围较大，或呈多发性病灶。②管壁浸润型：可见于胆管的任何部位，此型最多见。肿瘤可在肝内、外胆管广泛浸润，难以确定肿瘤的原发部位，切除困难，预后不佳。③结节型：较管壁浸润型少见。肿瘤呈结节状向管腔内突出，基底宽，向周围浸润程度较轻，手术切除率较高，预后较好。

胆管癌的组织学类型最主要为分化较好的腺癌。①高分化胆管腺癌：占胆管癌的60%～70%，癌组织在胆管壁内缓慢而呈浸润性生长，可环绕整个管壁，也容易向胆管壁上下蔓延而无明显界限，或肿瘤呈团块状生长。②乳头状腺癌：

占胆管癌的15%～20%，多数为分化较好的腺癌，癌组织有同时向胆管腔内和胆管壁内浸润生长的现象。③低分化腺癌：少见，癌组织部分呈腺体结构，部分为不规则的实质肿块，也可在管壁内浸润生长。④未分化腺癌：较少见，癌细胞在胆管壁内弥漫性浸润，间质少，癌组织侵袭性较大，常可浸及胆管周围脂肪组织或邻近器官。⑤印戒细胞癌：罕见。其他罕见的如鳞状细胞癌、类癌等偶见报道。胆管癌的早期，多数肿瘤生长缓慢，发生转移者少见，其转移主要是沿着胆管壁向上、向下缓慢地浸润扩散。少数肿瘤生长迅速，早期即可发生转移，可累及整个胆管。上段胆管癌可直接侵及肝脏，中下段胆管癌可直接扩展至胆囊、肝总管、胆总管，甚至整个胆管，其部位有时难以确定。区域性胆管周围淋巴结常有侵犯，最常见的淋巴转移为肝门部淋巴结，并向胰十二指肠和腹腔内及肠系膜上血管的周围淋巴结扩散。高位胆管癌易侵犯门静脉，并可形成癌性血栓，导致肝内转移。胆管癌经血液发生远隔器官转移者较少。

三、临床表现

60岁以上男性发病较多。其主要症状有进行性加重的梗阻性黄疸伴上腹部胀痛、恶心、呕吐、体重减轻、皮肤瘙痒、发热等。少数患者出现胆管炎的表现，部分患者出现食欲缺乏，尿色深黄，粪便呈陶土色等，如肿瘤破溃可出现胆管出血、黑便、贫血等。皮肤、巩膜黄染，肝大，质硬，胆囊是否肿大，随胆管癌的部位而异。胆管癌如位于胆囊颈管与肝总管汇合处肝总管的近端，胆囊即不出现肿大。胆管癌多发生于上1/3胆管处，故胆囊肿大者不多见。胆管癌到了晚期可出现腹水和门静脉高压症状。实验室检查可见血清胆红素和血清碱性磷酸酶增高明显。Tompkins发现91%的早期胆管癌患者的血清胆红素超过0.05 mmol/L，50%的早期胆管癌患者的血清胆红素超过3.4 mmol/L。病情进一步发展者则会出现肝功能损害改变，如转氨酶、γ-谷氨酰转肽酶增高。

四、诊断与鉴别诊断小于

胆管癌诊断方面应根据上述临床表现，体格检查，再辅以辅助性检查，基本上能得以确诊。由于B超及经皮穿刺肝胆道成像的应用，胆管癌的诊断在手术前已变得可能。凡黄疸患者，首选B超检查。B超检查可区别黄疸是肝外型或肝内型，可确定肿瘤部位、形态和范围，但B超不能确定病变性质，也难以判别胆管狭窄或肿块是肿瘤还是炎性肿块。因而如发现肝外梗阻而又不是结石时，应进一步选用经皮穿刺肝胆道成像以确定诊断。经皮穿刺肝胆道成像在诊断胆管癌方面有较高的价值，它能显示胆管癌部位近端胆管不同形态及肿瘤侵犯情况，还可以判断病灶范围。有报道其确诊率为94%～100%。术前根据经皮穿刺肝胆道成像可提供手术方式选择，以减少术中的盲目性探查。此外，经十二指肠纤维内镜逆行胰胆管造影可观察胆管下端乳头部位癌灶，并可活检以明确病理学诊断，内镜逆行胰胆管造影配合CT可明确癌灶浸润胆管的范围。但如果胆管完全梗阻时，造影不能了解肿瘤的近侧浸润范围，是内镜逆行胰胆管造影不如经皮穿刺肝胆道成像之处。CT在胆管癌的诊断方面能显示癌灶部位，大小及肝内胆管扩张情况。但CT不能显示胆系全貌影像，因而对胆管癌的临床实用价值不高。MRI和CT的效果相当，可做不同切面的成像图以增加对肝内胆管系统改变的立体影像。CT和MRI可通过系列的肝门部位体层扫描，系统了解肝内胆管的改变、肿瘤的范围、有无肝转移。为了清楚的了解肝门部入肝血流情况及胆管癌与肝门部诸血管的关系，以及门静脉有无被肿瘤侵犯或癌栓有无形成，可应用选择性肝动脉造影和经肝门静脉造影。胆管癌多属血供较少的肿瘤，血管造影一般不能对肿瘤的性质及范围作出诊断，主要显示肝门处血管是否受到侵犯。若肝固有动脉及门静脉主干受侵犯，则表示肿瘤有肝外扩展，难以施行根治性切除，但还需区别血管是受转移还是肿瘤直接侵犯，以便在手术前初步判定肿瘤能否切除或做何种手术，从而预先做好充分准备。血管造影术可较好地判定胆管癌能否被切除，但血管造影不能显示已经癌转移的情况。有学者认为，如果上述检查仍不能确定是否为恶性肿瘤的患者，应早期进行剖腹探查，并取术中病理以防误诊。但有时也会发生困难，由于胆管癌常在胆管壁内呈潜行性生长，故较难取到合适的标本，切片中常显现为一堆癌细胞被致密的纤维细胞包围，此时常不易与原发性硬化性胆管炎相鉴别，往往经多次多处取病理切片检查，才能明确诊断。测定血清中糖抗原CA19-9和CA50的浓度来协助诊断，有一定参考价值。

在鉴别诊断方面，胆管癌致黄疸应与黄疸型肝炎相鉴别，B超检查若发现肝内胆管扩张，胆管内有不伴声影响的光团时，要进一步行经皮穿刺肝胆道成像或内镜逆行胰胆管造影。胆管癌又常与肝胆管结石并存，国内统计为16.9%。如果肝胆管结石手术治疗时，如探查发现肝胆管壁增厚、狭窄、变硬明显，术中应选快速病理切片检查，以明确诊断。胆管炎患者，尤其是高龄者，胆管炎经抗炎治疗体温下降，而黄疸不见好转且加深者，要考虑为胆管癌可能。此外胆管癌应与胰头癌，壶腹癌相鉴别。

五、治疗

目前治疗胆管癌最有效的手段仍为手术切除。其目的为清除肿瘤和恢复胆管的通畅。但由于胆管癌的生物学行为，决定了其手术切除率较低的临床特征。特别是上部胆管癌由于解剖关系复杂，切除难度更大，文献报道能手术切除的胆管癌为5%～50%，平均为20%。孟宪民等报道一组63例胆管癌患者，其总切除率为47.6%，其中上部胆管癌为28.7%，中部胆管癌为63.6%，下部胆管癌为80%。手术切除能得到最佳治疗效果，因此黄志强提出除了：局部转移，腹膜种植不包括在切除范围内；肝蒂外淋巴结转移；双侧肝内转移；双侧二级以上肝管侵犯；肝固有动脉或左右肝动脉同时受累（血管造影发现）；双侧门静脉干受累（血管造影发现）等情况外，所有肝门部胆管癌患者应进行手术探查，争取切除。胆管癌的治疗原则是早期患者以手术切除为主，术后配合放疗及化疗，以巩固和提高手术治疗效果；而对于不能切除的晚期患者，应施行胆管引流手术，以解除胆管梗阻，控制胆管感染，改善肝功能，减少并发症，改善患者生活质量，延长患者生命。凡能耐受手术的患者，都应考虑手术治疗。

（一）术前准备

胆管癌所致的胆管梗阻，患者肝功能均有不同程度的受损。高胆红素血症，低蛋白血症，免疫功能低下和/或合并的胆管感染等术后并发症也明显增多。为提高手术效果，减少并发症，降低手术死亡率，术前应根据病情给予必要的术前准备。

具体措施包括：①营养支持。给予大量维生素C、维生素K，纠正电解质、酸碱平衡紊乱，护肝治疗。低蛋白血症、贫血者应补充新鲜血、清蛋白及支链氨基酸等，力争使血色素上升达10 g/L，清蛋白>30 g/L。同时，术前3天经静脉途径给予广谱抗生素和甲硝唑。②患者情况较差，黄疸时间长，有腹水者，还要应用内科治疗方法消除腹水。③关于术前胆管减压，目前仍有不同看法，有人主张对深度黄疸（胆红素超过171 μmol/L时）患者术前行经皮穿刺肝胆道成像或鼻胆管引流，经过10～14天引流，血清胆红素水平下降到一定程度后考虑手术。但有些患者虽经胆管减压而胆红素下降并不理想，这既延误了手术时间又要承担经皮穿刺肝胆道成像引流本身带来的一些并发症，特别是胆管感染的风险，因此不主张术前采用经皮穿刺肝胆道成像减黄，而强调术前做好充分准备的前提下尽早手术解除梗阻，大多数学者更趋向后一种主张。

（二）手术切除可能性的判断

一般根据术前经皮穿刺肝胆道成像、CT初步估计肿瘤能否切除，但最后仍需依赖术中所见和术中超声，还可采用术中小经肝穿刺胆管造影加以判断。

Iwasaki 认为具有下列条件的胆管癌有切除的可能性：①门静脉和肝动脉未被肿瘤侵犯；②非肿瘤侧的门静脉和肝动脉未被肿瘤侵犯；③远端胆总管应有足够长的正常胆总管以便切除；④胆管癌侵犯近端胆管，至少必须有一侧胆管的二级分支联合部是正常的。

如遇下列情况则不宜行根治性切除：①局部肿瘤转移，如腹膜表面或大网膜上有肿瘤转移结节；②肝、十二指肠韧带外的肝胆管受累；③血管造影显示双侧肝动脉及主干受累；④血管造影显示双侧门静脉其主干受累。

(三)切除的手术方式

一般根据肿瘤所在的部位不同及分型不同而采取相应的术式。上段胆管癌，由于其解剖位置特殊，肿瘤易侵犯肝门区的重要血管、肝胆管和肝实质致使手术复杂且切除困难，是胆管癌手术治疗中存在的主要问题和困难。由于诊疗技术的进步，手术技巧的提高，胆管癌的切除率已由过去的 15%～20%提高到50%～60%，有的甚至达到 75%，手术死亡率降至 0～9%，1 年、3 年、5 年生存率分别为 48%、29%～30%、6%～12.5%。手术切除的范围包括十二指肠上方的整个胆管、胆囊管、胆囊、肿瘤和近端的肝管，以及十二指肠上方的肝十二指肠韧带内的组织，包括相应的淋巴结；对于浸润较广泛的肿瘤，可能需行肝切除，然后行肝管术空肠 Roux-en-Y 吻合术以重建胆汁流通道。具体地讲，对左、右肝管汇合部以下（Ⅰ型）的胆管癌，可采用肝门部胆管、胆总管及胆囊切除术，胆肠吻合术；对肝总及管癌或肝管分叉部癌（Klatskin 瘤）（Ⅰ型或Ⅱ型），可采用肝方型叶或加部分右前叶切除术及肝门部胆管、肝管切除术，胆肠吻合术；对左肝管及肝总管的胆管癌（Ⅲ型），可采用肝方型叶或左半肝切除术及肝门部胆管、肝外胆管切除术、胆肠吻合术；对来自右肝管，侵犯肝总管的胆管癌（Ⅳ型），可采用肝方型叶或右半肝切除术及肝门部胆管、肝外胆管切除术，胆肠吻合术；对侵犯左、右二级分支以上肝管并侵犯尾状叶肝管的胆管癌（Ⅴ型），可采用超半肝或三叶肝切除及肝门部胆管，肝外胆管、部分尾状叶切除术、胆肠吻合术。肝门部胆管癌连同肝叶和尾状叶切除，是肝胆外科很复杂的手术，创伤大，死亡率高。在术中探查时，可先切开上部胆管，在直视下观察尾状叶肝管开口，然后沿肝总管与门静脉间隙向肝门部分离，显露门静脉汇合部及左右于前壁，触诊其上方；若有肿块，再切除肝方叶或半肝及肝门部胆管和尾状叶。

胆管癌病变可沿黏膜下浸润，为防止肝侧残留病变，至少应在距肿瘤1.0 cm处切断胆管，且在术中应行肝侧胆管断端快速病理检查，以排除残留病变。

部分学者不同意对胆管癌进行根治性切除，其理由是胆管癌的生物学特征已决定患者预后不佳，切除术并不能使之改善，建议用姑息手术加其他辅助治疗作为主要治疗手段，究竟如何选择治疗方案，有学者认为还应根据具体病例、医院条件、医师的技术水平等情况加以确定。

(四)姑息性手术治疗

胆管癌起病隐匿，根治困难，国内资料报道，高位胆管癌切除率仅为10.4%左右，而达到根治目的的患者更少，因而对无法行根治切除的胆管癌，多数学者主张术中应设法解除胆管梗阻和建立通畅的胆肠内引流。据报道，经胆管引流减压后，可使患者生存期自 9.9 个月延长到25.3 个月，同时胆管梗阻解除后，可使患者肝功能得到改善，进而改善患者的生活质量，并为其他治疗创造条件。单纯胆管外引流不仅可引起大量胆汁丧失，尚可引起胆管感染、结石形成，进而阻塞引流管等，故现已很少采用此种方法。

1.胆肠内引流术

术式较多，主要根据肿瘤的部位而选择相应的术式。如为中下部胆管癌可选择胆管及空肠 Roux-en-Y 手术，也可用胆管加十二指肠内引流术。但应注意无论选用何种术式，吻合口均应尽量远离肿瘤部位以免发生阻塞。对于上段胆管癌的内引流问题较多，如肿瘤尚未侵及肝门，则不行肝管或左右肝管汇合部及空肠 Roux-en-Y 吻合术。如肿瘤已侵及肝门者，可行经肝左叶第Ⅱ肝管行胆肠内引流术。但从手术需切除肝左外叶，创伤大，且不适用于分叉部阻塞的肝管癌。如果肝左叶尚正常，可采用经肝圆韧带途径行左第Ⅲ肝管及空肠 Roux-en-Y 吻合术。如果左右肝管分叉部受肿瘤浸润梗阻，则须同时行双侧胆肠吻合术。如果左侧肝管阻塞，右侧代偿扩张时，可单独引流右侧肝管。由于右肝管较短，很难直接做胆肠吻合术，此时可经肝右叶第Ⅴ肝管途径实现内引流术，即将空虚的胆囊在肝脏腹膜联结处切除，从肝脏上分离下来，保留胆囊血供，显露肝裸面，在胆囊床部进行穿刺，寻找肝内胆管，分开肝实质显露扩大的右肝前叶胆管支，将肝管与胆囊做吻合。再做胆囊及空肠 Roux-en-Y 吻合术。

2.桥式胆肠内引流术

(1)体外：选择肿瘤上方扩张的胆管后，置入 T 型管或 V 型管、Y 型管，然后行空肠造瘘术，术后 1 周将 T 型管与空肠造瘘管连接，但胆汁经导管转流入肠道。有学者采用此法行千余例高位胆管癌患者，手术创伤小，术后恢复快，多用于晚期高位胆管癌或胆囊癌无法根治切除患者。

(2)体内：探查胆管癌上方扩张的胆管与十二指肠降部中点的距离，再加 10 cm为架桥所需管长。选择 22～24 号 T 型管，长壁端 4 cm 范围内剪 3～4 个侧孔；纵行切开肿瘤上方扩张的胆管的前壁 1.5 cm，吸净胆汁、置入已修剪过的 T 型管短臂，间断缝合胆管壁；在十二指肠降部外侧浆肌层做一荷包缝合，剪开肠壁，插入 T 型管长臂，收紧荷包，缝合固定管壁后填入大网膜，完成桥式内引流。桥式内引流术式简单，手术创伤小，又达到了内引流的目的，避免了胆汁丧失，水电解质和酸碱平衡紊乱、肠道菌群失调和消化不良等并发症的发生，尤其适合晚期胆管癌无法行根治性手术或技术条件所限的广大基层医院。

3.置管外引流术

T 型管或 V 型管、Y 型管等通过肿瘤占据的管腔达到梗阻上方的扩张肝管和下方的肠管，并将该管引出体外，以便减压、注药或更换新管。此类手术较为简单，在无条件行内引流术时可考虑应用。

(五)辅助性放疗

辅助性放疗对肝门部胆管癌的治疗效果还存在争议。有肿瘤残留或不能切除的胆管癌，有人建议采用常规放疗，但对生存期的益处还没有被证实。外线束放疗或管腔内的近距离放射疗法在小样本病例研究中已表明可能有作用。它可以降低胆管压力及缓解疼痛。但是当前，还没有足够的数据支持某一措施作为常规治疗。放疗的不同强化方法，如近距离放射疗法、术中放射疗法及化疗和放疗结合已经应用。最常见的放疗形式是外线束放疗。

外线束放疗的效果也存在争议。有人认为它是新辅助或辅助(手术前或后)治疗或非手术胆汁引流后控制肿瘤的一种确定性治疗方法，通常的剂量是 42～50 Gy。最近有人将 91 例患者分成 3 组：单独切除病灶；切除病灶＋外线束放疗；以及切除病灶＋外线束放疗＋近距离放射疗法，结果发现外线束放疗对生存期有益。胆管置入支架(经内镜或经皮肝穿刺)后，也可采用外线束放疗，据报道可以延长平均生存期、减少支架阻塞和提高生活质量。Johns Hopkins 研究了 50 例胆管癌患者，其中行病灶切除31 例；胆汁引流 19 例，分别接受外线束放疗 23 例；非放疗 27 例，结果发现外线束放疗无论对生存期还是生活质量都没有益处。

回顾性研究已表明外线束放疗与近距离放射疗法联合使用对生存期有帮助。通过这种联合治疗，10％～20％的患者可存活 2 年。其主要局限性是伴发并发症，比如上消化道出血、门静脉阻塞、腹水和胆管炎。

从理论上，采用术中放疗伴外线束放疗，可对高度危险复发区域——肝管残端、门静脉、肝动脉分支和肝脏实质产生单次大剂量(27.5～35 Gy)的辐射。63 例ⅣA 期胆管癌患者采用术中放疗结合外线束放疗，5 年生存率有明显的改善(单纯切除病灶的5年生存率是10.5%;而病灶切除+外线束放疗+术中放疗的5年生存率是33.9%,$P=0.01$)。有回顾性分析表明:切缘组织学检查为阳性的患者5年生存率可因接受术后体外放疗而增加。然而,这一结论还未被其他研究证实,且缺乏前瞻性随机试验。

(六)辅助性化疗

有远处转移的患者是全身化疗候选者。但目前胆管癌的化疗经验有限,仅有一些Ⅱ期临床试验。最近统计的部分研究病例数少,均系回顾性、单中心研究,缺乏对照组,故数据质量差。迄今为止,化疗还未表现出对胆管癌患者的生存率有实质性改善。大部分胆管癌的化疗研究是针对单独采用氟尿嘧啶或与其他药物,比如顺铂、甲氨蝶呤、亚叶酸钙、丝裂霉素C或α干扰素等联合用药。单独使用氟尿嘧啶并没有什么效果。有研究认为氟尿嘧啶与顺铂联合使用是标准治疗之一,据报道反应率为20%~40%。其他药物,比如α干扰素和丝裂霉素C与氟尿嘧啶联用时反应率是10%~30%。最近,正在研究一些不同的、新的抗癌药物用于治疗进展期胆管癌。据报道其中有一种核苷类似物(吉西他滨)对治疗进展期胆管癌有效果。

(七)新的辅助性放化疗

从理论上,放疗和化疗的结合对于不能切除胆管癌的治疗是非常有吸引力的。手术姑息切除肝门部胆管癌后,放疗、化疗也不能延长生存期或提高生活质量,故有人提出了新的辅助性放疗和化疗,即先化疗,随后手术,术后再行化疗及放疗。其理论基础是术前或放疗前行有效地联合化疗,尽可能地杀死大量的敏感肿瘤细胞,然后再手术切除或放疗破坏残存的包括对化疗不敏感的癌细胞,以达到治愈肿瘤的目的。现有学者将此方案用于治疗肝门部胆管癌。氟尿嘧啶的潜在放射敏感效应提示:放疗和化疗的联合应用要比单独运用有效。然而这种放疗和化疗的联合使用还没有相关的前瞻性研究结果。

第五节 胆 囊 癌

胆囊癌为胆道原发性恶性肿瘤中最常见的疾病,占全部胃肠道腺癌中的20%。其发病率占全部尸检中的0.5%,占胆囊手术的2%。胆囊癌主要发生在

50 岁以上的中老年人，发病率为 5%～9%，而 50 岁以下发病率为 0.3%～0.7%。女性多见，男女之比为 1∶3。胆囊癌的病因并不清楚，一般认为与胆囊结石引起的慢性感染所造成的长期刺激有关。

一、诊断

(一)诊断要点

1.病史

上腹部疼痛不适或有胆囊结石。胆囊炎病史。

2.症状

主要表现为中上腹及右上腹疼痛不适，进行性加重，在后期可见持续性钝痛，腹痛可放射至右肩、背、胸等处；可有乏力、低热、食欲缺乏、嗳气、恶心、腹胀、体重减轻等，晚期可伴有恶病质表现。当肿瘤侵犯十二指肠时可出现幽门梗阻症状。

3.体征

(1)腹胀：50%以上有右上腹压痛。当胆囊管阻塞或肿瘤转移至肝脏或邻近器官时，有时可在右上腹扪及坚硬肿块。

(2)黄疸：晚期可见巩膜、皮肤黄染等。

4.并发症

(1)急性胆囊炎：因肿瘤阻塞胆囊管引起的继发感染。

(2)阻塞性黄疸：约 50%患者的肿瘤侵犯胆总管可引起阻塞性黄疸。

5.实验室检查

实验室检查对早期诊断意义不大。口服胆囊造影剂 85%以上不显影，仅 1%～2%可有阳性征象，个别情况下 X 线平片发现“瓷胆囊”，则有诊断意义。

(1)生化检查：①血常规，可呈白细胞计数增多，中性粒细胞增多，有些患者红细胞计数及血红蛋白下降。②红细胞沉降率增快。③血生化，部分患者胆红素增高，胆固醇增高，碱性磷酸酶增高。④腹水常规可呈血性。

(2)影像学检查：①胆囊造影可通过口服法，静脉法或逆行胰胆管造影或经皮肝穿胆管造影显示胆囊。如胆囊显影，则呈现胆囊阴影不完整，腔内可有充盈缺损，或有结石阴影，对诊断有一定价值。②B 超检查，诊断率 50%～90%，可发现胆囊内有实质性光团、无身影，或胆囊壁有增厚和弥漫性不规则低回声区，有时能发现肝脏有转移病灶，B 超是早期发现胆囊癌的较好方法。③CT 检查，可显示胆囊有无肿大及占位性病变。诊断准确率 70～80%。④正电子发射断层成像，适用于胆囊肿块良、恶性的鉴别诊断，分期，分级以及全身状况的评估；治疗前后疗效评估；为指导组织学定位诊断及选择正确的治疗方案提供可靠依据。

(3)纤维腹腔镜检查：可见胆囊表面高低不平，或有结石，浆膜失去正常光泽，胆囊肿大或周围粘连，肝门区可有转移淋巴结肿大，但因胆囊区不宜做活检，同时周围粘连往往观察不够满意。所以此方法有一定局限性。

(4)病理学检查：手术探察中标本经病理切片，或腹腔穿刺活检以进行病理学诊断，证实胆囊癌。经腹穿胆囊壁取活组织做细胞学检查，对胆囊癌诊断正确率为85%左右。

(二)鉴别诊断

本病需与慢性胆囊炎、胆囊结石鉴别。

胆囊癌早期表现不明显或表现为右上隐痛、食欲缺乏等，与慢性胆囊炎和胆囊结石相似，可通过B超、CT检查明确诊断，必要时行腹腔镜检查、正电子发射断层成像，均有助于诊断。

二、综合治疗

胆囊癌的治疗方法有手术、化疗、放疗、介入治疗等。对Nevin Ⅰ、Ⅱ、Ⅲ、Ⅳ期的胆囊癌患者，手术是主要手段。即使是Nevin V期患者，只要没有腹水、低蛋白血症、凝血障碍和心、肺、肝、肾的严重器质性病变，也不应放弃手术探查的机会。

(一)手术治疗

1.纯胆囊切除术

纯胆囊切除术仅适用于术后胆囊壁癌灶局限于黏膜者或虽然累及肌层，但癌灶处于胆囊底部、胆囊体部游离缘者。对位于胆囊颈、胆囊管的早期胆囊癌，或累及肌层而位于胆囊床部位者，应再次手术，将胆囊床上残留的胆囊壁、纤维脂肪组织清除，同时施行胆囊三角区和肝十二指肠韧带周围淋巴清除术。

2.根治性胆囊切除术

根治性胆囊切除术适用于Nevin Ⅱ、Ⅲ期胆囊癌患者。切除范围包括完整的胆囊切除；胆囊三角区和肝十二指肠韧带骨骼化清除；楔形切除胆囊床深度达2 cm的肝组织。

3.胆囊癌扩大根治性切除术

胆囊癌扩大根治性切除术适用于 Nevin V 期胆囊癌患者,手术方式视肿瘤累及的脏器不同而异。

4.胆囊癌姑息性手术

为解除梗阻性黄疸,可切开肝外胆管,于左、右肝管内植入记忆合金胆管内支架,或术中穿刺胆管置管外引流。为解除十二指肠梗阻,可施行胃空肠吻合术。

(二)放疗

为防止和减少局部复发,一些欧美国家积极主张将放疗作为胆囊癌的辅助治疗。国内已有少数报道,认为术前放疗可略提高手术切除率,且不会增加组织脆性和术中出血,术中放疗具有定位准确,减少或避免正常组织器官受放射损伤的优点,该方法对不能切除的晚期患者有一定的疗效,放疗被认为是最有希望的辅助治疗手段,放疗、化疗结合使用不仅可以控制全身转移,且放疗疗效可因一些放射增敏剂,如氟尿嘧啶的使用而改善。目前国内病例资料尚少,有待于不断地总结和积累经验。

日本学者高桥等对 14 例胆囊癌进行了总剂量为 30 Gy 的术前放疗,结果发现接受术前放疗者其手术切除率略高于对照组,且不会增加组织脆性和术中出血。术中放疗的优点是定位准确、减少邻近正常组织不必要的放射损伤。照射范围应包括手术切面、肝十二指肠韧带和可疑有残留癌组织的部位。外照射是胆囊癌放疗中最常用的方法。常在术后 13～39 天进行。仪器包括^{60}Co,45 M 电子回旋加速器,直线加速器和光子治疗。照射范围为肿瘤周围 2～3 cm 的区域,包括胆囊床、肝门至十二指肠乳头胆管、肝十二指肠乳韧带、胰腺后、腹腔干和肠系膜上动脉周围淋巴结。常用总剂量为 40～50 Gy,共 20～25 次,每周 5 次。

Todoroki 等对 85 例Ⅳ期者行扩大切除术(包括肝叶切除术和肝脏胰腺十二指肠切除术),12 例术后无残留(RT0),47 例镜下残留(RT1),26 例肉眼残留(RT2)。所有患者中有 9 例加外照射,1 例行近距放疗,37 例行术中放疗(平均剂量 21 Gy)。术中放疗的 37 例中有 9 例再加外照射。结果辅助性放疗组局部控制率比单纯手术组明显升高(59.1%∶36.1%),总的 5 年生存率明显增加(8.9%∶2.9%)。辅助性放疗对镜下残留(RT1)组效果最好(5 年生存率为 17.2%,而单纯手术组为 0),对无残留组(RT0)和肉眼残留组(RT2)无明显效果。

(三)化疗

1.单药化疗

胆囊癌对多种传统的化疗药物均不敏感。如氟尿嘧啶、丝裂霉素、卡莫司汀和顺铂等单药疗效都比较低,尚无公认的好的化疗药物,而新一代细胞毒性化疗药的相继问世正在改变这一局面。

鉴于吉西他滨与胰腺和胆管组织具有亲和性及多篇报道吉西他滨治疗胆囊癌或胆管癌有效,已经开展了多项Ⅱ期临床研究。一般采用常规剂量,即 800～1 200 mg/m²,静脉滴注30 分钟,第 1、8、15 天,每 4 周重复;药物耐受性好,Ⅳ度血液学毒性≤5%,非血液学毒性不常见,相当比例的有症状患者症状减轻和/或体重增加。

临床前研究显示伊立替康对胆道肿瘤具有活性。因此,Alberts 等设计了一项Ⅱ期临床试验,以评估其临床价值。总共 39 例患者入选,36 例可以评价,均经病理组织学或细胞学检查确诊为局部晚期或转移的胆管癌或胆囊癌。伊立替康 125 mg/m²,静脉滴注,每周 1 次,连续应用 4 周,间隔 2 周。结果:获得 CR 1 例,PR 2 例,ORR 8%。这提示伊立替康单药对胆道肿瘤疗效欠佳。毒副作用发生率高,但无特殊和不可预期的毒副作用发生。

2.联合化疗

如上所述,Ⅱ期临床试验提示吉西他滨单药对于胆道肿瘤安全有效。另外有报道吉西他滨与顺铂、奥沙利铂、多西他赛、伊立替康、丝裂霉素或氟尿嘧啶静脉持续滴注等组成联合方案,可以提高疗效,尚需进行随机研究证实联合化疗在疗效和生存上的优势。

(四)介入胆道引流术

胆囊切除术后出现的阻塞性黄疸是难以手术治疗的,因为往往已有肝门的侵犯。通过内窥镜括约肌切开术放置引流管和金属支架管于胆总管的狭窄处可缓解胆道阻塞的症状。经皮穿刺肝胆道成像方法也可缓解胆道阻塞的症状。施行肝内扩张胆管或胆总管与空肠吻合及做 U 型管引流也是有效的减黄手术方法。

第七章

胰腺疾病

第一节 自身免疫性胰腺炎

自身免疫性胰腺炎(autoimmune pancreatitis,AIP)被业界认知了很多年,是免疫介导的良性纤维炎疾病,是慢性胰腺炎的特殊类型;特别是Ⅰ型 AIP 与传统慢性胰腺炎在临床表现、发病年龄及治疗有显著的不同;各国诊断标准虽不尽相同,但影像学均为诊断必备条件。另外,需联合临床表现、血清学、组织学、激素治疗反应和胰腺外器官受累等几个方面;AIP 对于激素治疗反应好,既是治疗手段,也是协助诊断的条件之一。

一、AIP 的临床分型与临床表现

AIP 虽归属于慢性胰腺炎,但是临床表现却不同于慢性胰腺炎,与慢性胰腺炎不同的是,AIP 在急性期多以梗阻性黄疸为主要临床表现,仅有 35%左右的患者有轻至中度的腹痛,出现急性胰腺炎或严重腹痛者非常少见。更重要的是上述症状通过激素治疗后均可好转。同时,AIP 的胰腺外表现很常见,可累及胆道、唾液腺、泪腺、后腹膜、淋巴结、肝脏、肺、肾脏等,且受累的胰腺外器官的组织学改变与胰腺类似,提示其致病机制可能相同。西方学者报道的 AIP 胰腺外表现以炎症性肠病为主,溃疡性结肠炎的发生率可达 17%,而日本学者报道的主要为硬化性胆管炎、Sjögen 综合征及腹膜后纤维化样表现,出现炎症性肠病者非常少见(3.8%),可能与人种差异有关。AIP 的胰腺外表现可以与胰腺本身的病变程度不平行。

AIP 除上述胰腺和胰腺外表现外,尚有患者出现胰腺和胰周静脉闭塞、门静脉狭窄和胰周动脉受累,进而出现相应症状,与普通慢性胰腺炎有相同的病理生

理变化。

AIP根据组织病理学分为2个类型，分别是淋巴浆细胞性硬化性胰腺炎和特发性导管中心性胰腺炎；两者共同的组织病理学特点是导管周围淋巴浆细胞浸润及轮辐状纤维化，不同的是淋巴浆细胞性硬化性胰腺炎不伴有粒细胞上皮损伤。有学者首次根据胰腺组织学特点，提出AIP“亚型”的概念，将AIP分为以淋巴浆细胞性硬化性胰腺炎为特征性表现的Ⅰ型和以特发性导管中心性胰腺炎为特征性表现的Ⅱ型。

二、诊断与诊断标准

AIP有其自身的临床症状、影像学、血清学和组织学特点，但因缺乏特异性指标，故诊断需结合各方面特点，有时甚至需要包括消化科、胰腺外科、放射科和病理科等各相关科室的密切沟通与细致切磋。AIP对激素反应良好，正确的诊断可避免不必要的手术创伤。由此可见，对诊断标准的理解与把握显得尤为重要。

(1)影像学表现在AIP的诊断中占有至关重要的位置。事实上，部分患者的诊断与放射科医师的典型描述和有价值的提示密不可分。从诊断标准的演变史中不难发现，影像学的描述一直不可或缺。

AIP的影像学特点为：①胰腺呈弥漫性、局限性或局灶性肿大，典型者为“腊肠样”改变，部分不典型患者可出现局部肿块，需要与胰腺癌相鉴别；②胰胆管，主胰管弥漫性变细或局限性狭窄，病变累及胆总管下段时可造成局部呈陡然向心性狭窄，狭窄区往往较细长；③由于胰周积液、炎症或脂肪组织纤维化而出现胰周“鞘膜征”，增强时表现为动脉期密度略低，延迟期均匀强化。

可采用的检查方法包括增强CT/MRI、磁共振胰胆管成像、超声内镜检查、内镜逆行胰胆管造影及胆管内超声等。近年来，超声内镜检查在AIP诊断中的作用日显重要，它不仅能观察胰腺和胆管系统，还可观测胰周淋巴结，并进行组织活检。但超声内镜检查的准确性受操作者经验和设备等因素的影响。

(2)血清IgG4升高是AIP最为特征性血清学变化。IgG可分为4个亚类，其中IgG4仅占血清总IgG的3%～6%。以往认为IgG4升高仅见于过敏性皮炎、某些寄生虫感染、寻常型天疱疮、落叶型天疱疮等少数疾病。但自从Hamano等首次报道IgG4与AIP的相关性以来，多项研究提示IgG4诊断AIP的敏感性为67%～94%，特异性为89%～100%。IgG4一般定为高于正常的2倍。但血清IgG4不能单独用于诊断AIP，其水平正常并不能排除AIP。另有研究报道,IgG4 联合血清总 IgG 和自身抗体检查,包括类风湿因子、抗核抗体、抗乳铁蛋白抗体和碳酸酐酶Ⅱ抗体等,可提高诊断的准确率。

各国纷纷推出了 AIP 的诊断标准,但它们均是在日本修改版的基础上,最主要是把胰腺外表现和对于激素治疗的反应纳入了诊断标准中;这些标准主要对于影像学不典型或者 IgG4 正常或增高倍数低于 2 倍时,可有助于 AIP 诊断;同时这些诊断标准主要是针对Ⅰ型 AIP。2011 年 AIP 国际指南诞生,鉴于影像学不典型和/或血清 IgG4 升高小于正常值的 2 倍等,将 AIP 诊断标准分成了典型和不典型 2 个亚型,对于不典型亚型 2 要注意与胰腺癌相鉴别,并提出了Ⅱ型 AIP 2 个亚型诊断标准。在 2012 年我国也推出了 AIP 的诊断标准,综合了上述的诊断标准,提出 A、B、C 3 种诊断标准。

胰腺癌和胆管癌是必须加以鉴别的疾病。在应用各种方法均无法鉴别时,即使采用激素试验性治疗,也应在胃肠病专家密切观察下进行,以避免耽误病情。关于激素试验性治疗,Moon 等研究显示,为期2 周0.5 mg/(kg · d)泼尼松龙的试验性治疗即可获得影像学的明显改善,而对治疗无反应的患者经手术证实均为胰腺癌。但需要注意的是,部分胰腺癌也可能对激素治疗有反应。

三、AIP 的治疗

AIP 是与自身免疫相关的疾病,其对激素治疗反应良好,可选择泼尼松 0.6 mg/(kg · d)作为起始剂量,服药 2～4 周后根据治疗反应酌情减量,维持剂量为 2.5～5 mg/d。维持治疗的时间尚无共识,可根据疾病活动程度及激素相关不良反应等情况选择维持 1～3 年。部分 AIP 患者激素减量或停用后可复发,再次应用仍可有效。年老体弱的患者,若对激素应用有顾虑则可对症处理,如针对梗阻性黄疸可行内镜下支架置入术等。对激素治疗无效者应重新考虑诊断问题,在诊断明确的情况下可予免疫抑制剂治疗,但疗效尚未见明确报道。

国内有学者首次总结了 AIP 患者进行治疗随访的研究显示,AIP 患者对激素治疗反应良好,放置胆管支架可缩短激素治疗时间,合并胆管病变及新发糖尿病者在激素治疗后部分可获缓解,但合并自身免疫性肝病者预后相对较差。

四、AIP 的认识与进展

从 AIP 的诊断标准几经修改,从日本标准、韩国标准、欧美标准、亚洲标准到国际 AIP 诊断标准的推出,反映出人们对 AIP 的认知从表浅到深入、从典型到不典型、从局限到全面的过程。虽然各种标准不尽相同,但总体而言不外乎影像学、血清学、组织学、激素治疗反应和胰腺外器官受累等几个方面。

从Ⅰ型AIP的胰腺外器官受累和血清IgG4明显增高的特点，近年来提出了IgG4相关性系统性疾病(IgG4-related systemic disease，IgG4-RSD)的概念，因为它们又可以视为一类以IgG4阳性浆细胞和T淋巴细胞广泛浸润全身不同器官为主要病理特点的纤维炎症性疾病。受累脏器包括胰腺、胆管、胆囊、纵隔和腹腔淋巴结、甲状腺、涎腺、肾脏、肺脏等。基于相似的血清学和组织学特点，目前认为AIP是IgG4-RSD重要的组成部分。AIP两型之间的不同，也有人提出可能是2种不同的疾病，以及其复发及复发治疗，仍有很多问题有待研究。

第二节 胰岛素瘤

胰岛素瘤是一种罕见肿瘤，但在胰腺内分泌瘤中却最常见。约95%为良性。男∶女比约为2∶1。胰岛素瘤是起自胰岛B细胞的肿瘤。B细胞分泌胰岛素，大量的胰岛素进入血流，引起以低血糖为主的一系列症状。

一、病理

胰岛素瘤90%以上是单发的圆形肿瘤，直径多在1～2 cm，在胰头、胰体和胰尾3个部分的发生率基本相等。但胰岛素瘤的大小，以及数目可以有很大的不同。与其他内分泌肿瘤一样，肿瘤的大小和功能不一定呈平行关系。胰岛素瘤常有完整的包膜，呈红色或褐色，与正常胰腺组织分界较清楚。它主要由B细胞构成，间质一般很少，常有淀粉样变。电镜下瘤细胞内可见B细胞分泌颗粒。从形态学上鉴别良性和恶性胰岛细胞瘤有一定困难，诊断恶性胰岛素瘤的最可靠指标是发现有转移灶。

二、临床表现

胰岛素瘤可发生在任何年龄，平均年龄40岁左右，男性较女性多见(2∶1)。常在空腹时发作，主要表现为低血糖引起的中枢神经系统和自主神经系统方面的症状。

(一)意识障碍

意识障碍为低血糖时大脑皮质受到不同程度抑制的表现，如嗜睡、精神恍惚以致昏睡不醒；也可表现为头脑不清，反应迟钝，智力减退等。

(二)交感神经兴奋

交感神经兴奋为低血糖引起的代偿反应,如出冷汗、面色苍白、心慌、四肢发凉、手足颤软等。

(三)精神异常

精神异常为反复多次发作低血糖,大脑皮质受到损害的结果。

(四)癫痫样发作

癫痫样发作为最严重的神经精神症状,发作时意识丧失,牙关紧闭,四肢抽搐,大小便失禁等。

三、诊断

该病的诊断首先要依靠医务人员,如果他们能意识到本病的可能性,及时检查血糖,则多数患者可得到早期诊断。空腹血糖一般在 2.8 mmol/L 以下。Whipple 三联征对提示本病有重要的意义。①症状往往在饥饿或劳累时发作。②重复测定血糖在 2.8 mmol/L(50 mg/dL)以下。③口服或静脉注射葡萄糖后症状缓解。

现代的诊断手段可以提供定性和定位诊断,B 超、CT、MRI 及选择性腹腔动脉造影对胰岛素瘤的发现和定位均有帮助。经皮经肝门静脉内置管,分段采血,测定胰岛素浓度,可达到定性和定位的目的,且可发现多发性胰岛素瘤的部位,有助于术中找到和不致遗漏多发的肿瘤。

四、治疗

(一)饮食治疗

及时进食,增加餐次,多吃含糖食物,夜间加餐,避免劳累。

(二)药物治疗

长效生长抑素类药物,如奥曲肽能抑制正常胰岛细胞的分泌,也能抑制胰岛素瘤的分泌,但此类药物只是在其他方法无效时短期使用,不能长期抑制肿瘤分泌胰岛素,而且所用剂量越来越大,不良反应也日益增加。

(三)链脲霉素

链脲霉素是一种抗肿瘤抗生素,能选择性损害胰岛的 B 细胞,特别是能抑制已经转移的恶性胰岛素瘤。

第三节 胰 腺 癌

近年来，胰腺癌的发病率逐年上升。目前，胰腺癌的发病率居常见癌症死因的第 4 位，居消化道疾病死因的第 2 位。导致胰腺癌的直接病因尚不清楚，根据流行病学方面的研究，考虑以下因素可能与胰腺癌的发生、发展有一定关系：吸烟、高蛋白及高胆固醇饮食、糖尿病、慢性胰腺炎、遗传因素、消化道手术史、长期酗酒及长期暴露于特殊的职业和环境因素。

胰腺位于腹腔深部，胰腺癌早期因病灶较小且局限于胰腺内，可无任何症状。随病情进展，肿瘤逐渐增大，累及胆囊、胰管及胰周组织时，方可出现上腹部不适及隐痛、黄疸、消瘦、食欲缺乏、消化不良、发热等非特异的症状。往往很容易被忽视和漏诊。胰腺癌可发生在胰腺的头、体、尾或累及整个胰腺，但以胰头最多，分别为 60%、15%和 5%，弥漫性累及全部腺体者占 20%。胰腺癌由于生长较快，加之胰腺血管、淋巴管丰富，而胰腺本身包膜又不完整，往往早期就发生转移。

手术切除是唯一有望根治胰腺癌的治疗方式，但 80%以上的患者在诊断时已经无法通过手术切除治愈，且即使在最佳条件下，接受切除术的患者中位生存期为 15～19 个月，5 年生存率为 20%。切缘阴性、肿瘤拷贝数低、肿瘤体积小及没有淋巴结转移是最强的长期生存预后因素。而对于无法手术的患者，中位生存期仅为 6 个月左右。

总而言之，胰腺癌作为一种发病隐匿、进展迅速、治疗效果及预后极差的消化道恶性肿瘤，正在受到国际上众多国家越来越多的关注。

胰腺癌的临床分期对手术选择及治疗方法的优劣具有重要的意义。

一、接诊要点

（一）病史

绝大多数的胰腺癌患者在早期没有任何自觉症状，只有在肿瘤发展增大到一定程度时才开始出现症状，因此绝大多数的胰腺癌患者在其就诊时已为晚期。其临床症状最初主要由肿块效应所产生，它的临床表现也主要取决于肿块的大小和部位，同时也与有无胆管和/或胰管梗阻、胰管破坏程度及是否存在远隔部位转移等有关。

1.腹痛

为胰腺癌的早期症状，出现在2/3以上的患者中。疼痛位于上腹部、脐周或右上腹，性质为绞痛，阵发性或持续性、进行性加重的钝痛，大多向腰背部放射，卧位及晚间加重，坐、立、前倾位或走动时疼痛可减轻。

2.黄疸

胰腺癌患者在病程的某一阶段可有黄疸，一般以胰头癌患者出现黄疸较多见，且出现较早。大多是因为胰头癌压迫胆总管引起，少数是由胰体癌、胰尾癌转移至肝内或肝(胆)总管淋巴结所致。黄疸多属阻塞性，呈进行性加深，伴有皮肤瘙痒，尿色如浓茶，粪便呈陶土色。胰腺癌黄疸出现的早晚与肿瘤的位置密切相关，无痛性黄疸提示靠近胆总管部位的体积较小的肿瘤，而胰体癌、胰尾癌则未必出现黄疸表现。

3.消瘦

约90%的患者有迅速且显著发展的体重减轻，在胰腺癌晚期常伴有恶病质。消瘦原因包括癌的消耗、食欲缺乏、焦虑、失眠、消化和吸收障碍等。

4.消化道症状

常见的消化道症状是食欲缺乏和消化不良，其他消化道症状包括恶心、呕吐、腹胀、腹泻、便秘等。晚期可出现脂肪泻。上述消化道症状是由胆管和胰管的阻塞导致胆汁和胰液不能进入肠道内，影响食物的消化吸收，特别是造成脂类的吸收障碍有关。

5.糖尿病

胰腺癌与糖尿病的关系密切。在老年人中，突然发生的糖尿病可能是中晚期胰腺癌的信号，特别是糖尿病合并食欲下降和体重减轻者更高度提示可能存在有胰腺癌。

6.精神神经症状

部分胰腺癌患者表现有抑郁、焦虑、个性躁狂等症状，其中以抑郁最为常见。机制暂不明确。

有研究者认为40岁或40岁以上的有下列任何临床表现的患者应该怀疑有胰腺癌：①梗阻性黄疸；②近期出现的无法解释的体重下降超过10%；③近期出现的不能解释的上腹部痛或腰背部痛；④近期出现的模糊不清又不能解释的消化不良，但钡剂造影显示消化道正常；⑤突发糖尿病而又没有使之发病的因素，如家庭史或者是肥胖；⑥突发无法解释的脂肪泻；⑦自发性的胰腺炎的发作。如果患者是嗜烟者应加倍怀疑。

(二)查体

体格检查早期一般无明显体征。典型者可见消瘦、黄疸、上腹部压痛。晚期可于上腹部触及结节状、质硬的肿块。如黄疸伴有胆囊肿大,则为胰头癌的重要依据。胆汁淤积时,可扪及肝脏肿大;肿瘤压迫脾静脉或脾静脉血栓形成时,可扪及脾大。部分胰腺体癌、胰尾癌可见肢体静脉的血栓性静脉炎,而造成局部肢体水肿。晚期胰腺癌患者可出现腹水,并可在左锁骨上或直肠前陷凹扪及坚硬和肿大的转移淋巴结。

(三)辅助检查

1.生化检查

(1)血、尿、大便常规:早期无明显异常。部分患者有贫血、尿糖升高、粪便隐血试验阳性。

(2)血淀粉酶、脂肪酶:此两项异常升高,对胰腺癌早期诊断有一定价值。但晚期由于胰腺组织萎缩,上述指标可降至正常。

(3)血糖:由于胰岛细胞被肿瘤破坏,约40%的患者可出现血糖升高,糖耐量异常。

2.肿瘤标志物

临床较为常用的胰腺癌肿瘤标志物包括CA19-9、CA242、CA50、CA72-4、癌胚抗原等。这类标志物在多数胰腺癌患者中明显增高,但受较多其他因素影响。因此,其敏感性及特异性不高,在胰腺癌的诊断过程中仅作为参考。

3.影像学检查

(1)CT:在胰腺癌的诊断和分期中,CT是使用最为广泛、得到充分验证的影像学检查手段,包括使用多探头进行3期(动脉期、动脉晚期和静脉期)薄层断层扫描及螺旋CT扫描。除了可用于胰腺癌诊断,CT还可用来区分术前可接受根治性切除和不可切除的患者。不同于其他许多肿瘤,胰腺癌分期判定的首要方式是CT。CT 3期扫描可选择性地显示一些重要的血管,因此,能用于评估肿瘤的血管浸润情况。研究显示,经CT判定为肿瘤可切除的患者中,有70%～85%最终能接受手术切除。

(2)MRI:对于无法接受CT或有禁忌证的患者(如造影剂过敏),增强MRI也能用于胰腺癌的诊断和分期,尽管在这种情况下并未显示MRI优于CT。在胰腺癌分期方面,MRI是CT的有益补充,尤其在检测高危患者的胰腺外病灶方面。

(3)超声检查:胰腺癌肿块<1 cm 时,超声较难发现;>1 cm 时,图像表现为肿块向外突起,或向周围呈蟹足样或锯齿样浸润。同时,胰管、胆道扩张及周围血管和脏器受压、浸润或转移,对胰腺癌的筛查有一定的帮助。

超声检查比 CT 费用低,易于得到,并可见到肝脏、肝内和肝外胆管肿瘤,其敏感性和特异性超过 90%。超声诊断的准确性受到操作者的技术、患者肥大的体型和胃肠道气体的限制。通常,超声检查作为 CT 的补充检查来运用。

(4)内镜逆行胰胆管造影能够发现主胰管狭窄、管壁僵硬、扩张、中断、移位及不显影或造影剂排空延迟等胰腺癌的影像学间接征象,其诊断准确性可达 90%。如发现有压缩或堵塞的情况,可诊断为小的胰头病变。此外,内镜逆行胰胆管造影还能够直接观察十二指肠乳头及其周围情况,并可以收集胰液做脱落细胞学检查。

(5)选择性血管造影是一种损伤检查,但在肿瘤直径 1 cm 时即可作出诊断。该方法能显示胰腺周围动脉的形态,对判断肿瘤有无血管侵犯意义重大。还可根据选择性血管造影所见,判断手术的可行性和选择手术方式。在平常影像学结果不能明确诊断时选用,准确率高于 90%。

(6)正电子发射断层成像:胰腺内局灶性异常放射性浓聚,明显高于周围正常组织。正电子发射断层成像可显示早期的胰腺癌,并可显示肝脏及远处器官的转移,腹部可检测出小至0.5 cm的转移淋巴结,其鉴别肿瘤复发及手术后改变的能力优于 CT,但在术前评估肿瘤可切除性方面不及 CT。随着正电子发射断层成像在肿瘤诊断中的重要作用,正电子发射断层成像已被认为是目前最具潜力的影像学技术。

(7)超声内镜检查可为一些胰腺癌患者提供有用的分期信息,尤其是在评估某些类型的血管浸润方面。超声内镜检查也可以用于评估壶腹周围肿块,区分浸润性或非浸润性病灶。另外,超声内镜检查还可以更好地描述胰腺囊性病灶的特征。尽管超声内镜检查评估某些静脉受累情况(如门静脉)的准确度较高,但在显示肿瘤浸润 SAM 方面不够准确。

(四)鉴别诊断

1.胃部疾病

胃部疾病也有腹部疼痛,但多与饮食有关,少有黄疸,胃镜检查可以进行鉴别。

2.黄疸型肝炎

黄疸型肝炎有肝炎接触史，早期肝酶明显增高，黄疸多在2～3周后逐渐消退，血清碱性磷酸酶多不高。

3.胆石症、胆囊炎

胆石症、胆囊炎有阵发性腹部绞痛，急性期伴发热及血中白细胞计数增多，无明显体重减轻。超声检查可发现胆囊内及胆囊壁异常改变。

4.原发性肝癌

原发性肝癌有肝炎或肝硬化病史、血清甲胎蛋白升高，病变后期可出现黄疸，腹痛不随体位改变而变化，超声等影像学检查可发现肝占位性病变。

5.急、慢性胰腺炎

急性胰腺炎多在酗酒后出现，急性起病，白细胞计数增多、尿淀粉酶升高。慢性胰腺炎可有胰腺肿块(假囊肿)和黄疸，表现易与胰腺癌相混淆。腹部X线检查发现胰腺钙化点对诊断慢性胰腺炎有帮助，细针穿刺胰腺穿刺活检也可帮助鉴别。

6.壶腹癌

壶腹癌也有黄疸、消瘦、皮痒、消化道出血等症状。而壶腹癌本身质地软而有弹性，故引起的黄疸常呈波动性；腹痛不显著，常并发胆囊炎，反复寒战、发热较多见。但两者鉴别仍较困难，要结合超声和CT来提高确诊率。壶腹癌的切除率在75%以上，术后5年存活率较胰头癌高。

二、治疗

胰腺癌手术成功率低，病情恶变快，患者疼痛剧烈，目前治疗以缓解症状，延长生命为主。此后再考虑如何治愈。至于能否行手术治疗，可根据美国国立综合癌症网络的指南进行分析。

(一)非手术治疗

1.适应证

根治性手术切除前后辅助治疗；胰腺癌伴转移；局部进展无法切除胰腺癌、手术或其他治疗后复发转移。

2.治疗措施

(1)化疗：由于胰腺位置深在，胰腺癌临床表现隐匿，大部分患者在就诊时病变已累及周围组织器官或已转移至肝脏、腹膜，无法手术切除。即使能够手术治疗的患者，其术后局部复发和远处转移的发生率也比较高。因此，要改善胰腺癌的预后，化疗作为重要的辅助治疗手段得到越来越多国内外学者的广泛关注。胰腺癌化疗主要用于术前降低肿瘤分期、术后预防局部复发和远期转移，以及晚期胰腺癌患者的姑息治疗。

在众多胰腺癌化疗药物中，氟尿嘧啶和吉西他滨具有里程碑式的意义。氟尿嘧啶是胰腺癌治疗中应用最早的药物之一，也是胰腺癌术后及姑息性化疗中的标准一线方案。而最新的研究发现，吉西他滨单药治疗晚期胰腺癌的效果显著。目前，吉西他滨 1 g/m^2，30 分钟静脉滴注，每周1 次，连续4 周为 1 个周期，作为晚期胰腺癌治疗的一线方案，地位已经明确。

(2)放疗：胰腺癌多数对放疗不敏感，但其所在解剖部位的特殊性，周围小肠、胃、肝脏、脾脏等均属于对放疗敏感的器官，因此，以往胰腺癌放疗多用于姑息止痛治疗。近年来，由于放疗技术的发展，三维适形放疗、调强放疗、放射增敏剂和放疗及化疗综合方法的应用，部分胰腺癌可以通过放疗在内的综合治疗取得较好的疗效。对于可能手术的患者，可先行放疗缩小肿瘤体积，以期达到完全切除的目的。对于不能手术切除的胰腺癌患者，目前尚无确定的治疗方案，多数研究推荐放、化疗联合治疗。其效果优于单纯化疗或单纯放疗。

(二)手术治疗

1.手术指征

肿瘤位于胰头，无肝门、腹腔动脉周围、肠系膜根部及远处淋巴结转移，无肠系膜上动脉及下腔静脉侵犯，未侵及或仅局部侵及门静脉，无脏器的转移可采用手术治疗。

2.手术并发症处理

(1)胰瘘：胰十二指肠术后最常见的并发症，发生率为 5%～25%，致死率为 20%～50%。一般发生在术后 5～10 天，如术后 5～10 天腹腔引流液增多，淀粉酶升高，可能出现胰瘘。其处理方法必须保持腹腔引流通畅，充分引流，静脉输注生长抑素抑制胰液分泌，同时注意造口护理，防止胰液积存或腐蚀皮肤。

(2)胆瘘：主要表现为腹腔引流管中引流液含有胆汁，严重者可出现化学性腹膜炎。需维持引流管通畅，以便充分引流胆汁，降低胆道内压力。

(3)腹腔出血：一般在术后 1 周或者 2 周内发生，表现为呕血、柏油便或从胃管内引出大量血性液，患者表现为面色苍白、脉细数、血压下降，应静脉扩容、给予止血药，并输血。保守治疗失败时，可行消化内镜明确出血部位并尝试止血，必要时,需二次手术。

(4)胃排空延迟:指术后 10 天仍不能规律进食或仍需胃肠减压。处理原则为去除病因(如腹腔内感染或胰瘘)、保持内环境稳定、持续胃肠减压、应用胃肠动力药物及营养支持。多数患者经保守治疗 3～6 周可恢复。

(5)感染:是一种严重并发症,多由胰瘘、胆瘘或腹腔渗血所致。可有腹痛高热、贫血、低蛋白血症等。加强全身支持治疗,应用高效广谱抗生素。

参考文献

[1] 董卫国,于红刚.消化系统常见疾病诊疗思维[M].北京:人民卫生出版社,2023.

[2] 孙轸,薛文婷,林梵.常见消化内科疾病诊疗方法[M].武汉:湖北科学技术出版社,2023.

[3] 马立兴,张诒凤,王超颖,等.消化内科诊疗常规[M].哈尔滨:黑龙江科学技术出版社,2022.

[4] 田九振.精编消化疾病诊疗学[M].长春:吉林科学技术出版社,2022.

[5] 沈晓玉.实用消化疾病诊疗与护理[M].哈尔滨:黑龙江科学技术出版社,2022.

[6] 刘霞,李清,武亮亮,等.消化系统疾病临床治疗实践[M].上海:上海科学普及出版社,2022.

[7] 张军.常见消化系统肿瘤诊治与预防[M].汕头:汕头大学出版社,2022.

[8] 刘玮.现代内科学诊疗要点[M].北京:中国纺织出版社,2022.

[9] 苗秋实.现代消化内科临床精要[M].北京:中国纺织出版社,2021.

[10] 唐艳.消化内科常见疾病诊疗方法[M].西安:陕西科学技术出版社,2021.

[11] 张国欣,张莉,柳朝晴.消化内科常见疾病治疗与护理[M].北京:中国纺织出版社,2021.

[12] 任旭,杨幼林,张德凯.消化内科主治医生 550 问[M].北京:中国协和医科大学出版社,2021.

[13] 张慧.消化系统疾病诊断与治疗策略[M].成都:四川科学技术出版社,2021.

[14] 田淇第,陈爱武,张其昌.消化系统慢性病诊断与治疗[M].郑州:河南科学技术出版社,2021.

[15] 常惠礼,黎小妍,吴新荣,等.消化系统疾病[M].北京:人民卫生出版社,2021.

[16] 陈玉龙.消化心身疾病基础与临床[M].北京:科学出版社,2021.

[17] 王晓艳,刘世坤,袁洪,等.消化系统疾病处方速查[M].北京:人民卫生出版社,2021.

[18] 关景明,马骁,李冀,等.消化系统疾病诊疗与康复[M].北京:科学出版社,2021.

[19] 吴萍.消化内科临床实践[M].天津:天津科学技术出版社,2021.

[20] 刘娜.消化系统疾病理论基础与实践[M].哈尔滨:黑龙江科学技术出版社,2021.

[21] 白丽萍.消化系统疾病诊疗精要[M].天津:天津科学技术出版社,2021.

[22] 陈曦.消化系统疾病内科诊治要点[M].北京:科学技术文献出版社,2021.

[23] 王强.消化内科疾病理论基础与诊治实践[M].哈尔滨:黑龙江科学技术出版社,2021.

[24] 薛萌.消化系统疾病与内镜技术进展[M].天津:天津科学技术出版社,2021.

[25] 乔永法.消化系统疾病临床诊治与新进展[M].天津:天津科学技术出版社,2021.

[26] 肖强.消化内科疾病诊疗与合理用药[M].沈阳:辽宁科学技术出版社,2021.

[27] 杜晓健.消化系统疾病临床诊断与治疗[M].昆明:云南科技出版社,2020.

[28] 王华宁,韩壮.功能性消化不良云南中成药应用专家共识[J].中国中医药信息杂志,2023,30(1):1-5.

[29] 乐安君,吴倩倩,张骥,等.幽门螺杆菌相关性消化不良患者白介素-6、白介素-8的表达水平及临床意义[J].中国当代医药,2023,30(20):58-61.

[30] 孔令梅.马来酸曲美布汀片联合复方消化酶胶囊在功能性消化不良患者治疗中的临床疗效观察[J].中国现代药物应用,2023,17(11):91-93.

[31] 吉哲慧,李清,蒋明,等.杂交鲌(翘嘴鲌♀×黑尾近红鲌♂)消化系统形态学和组织学特征研究[J].淡水渔业,2023,53(1):12-19.

[32] 程瑶鋆,苏兰,周卫青,等.斗米虫对功能性消化不良小鼠胃肠运动及胃肠激素分泌的影响[J].动物营养学报,2023,35(5):3333-3341.